NICOLA WILLE | CHRISTIANE KÜHRT

JIN SHIN JYUTSU

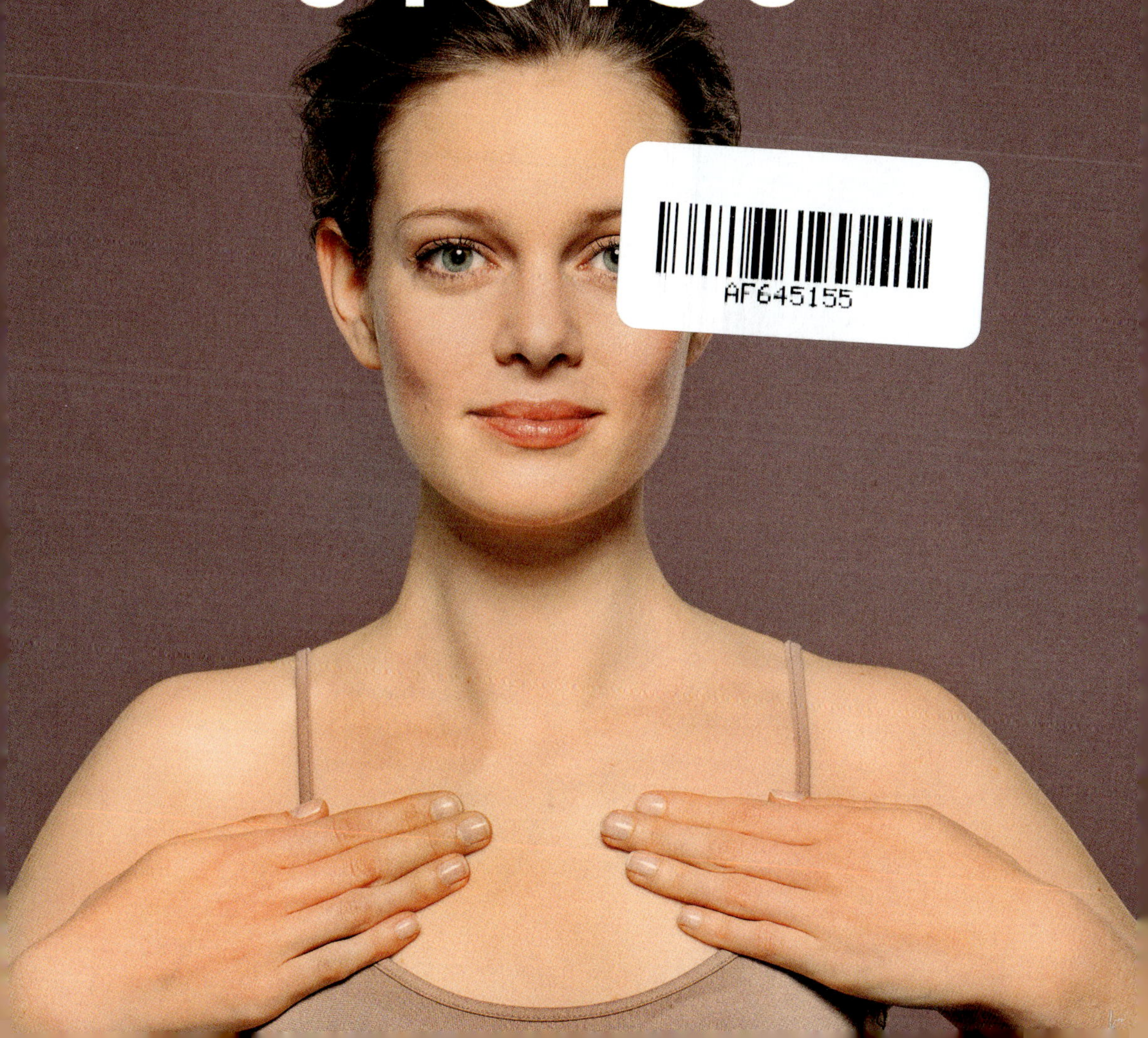

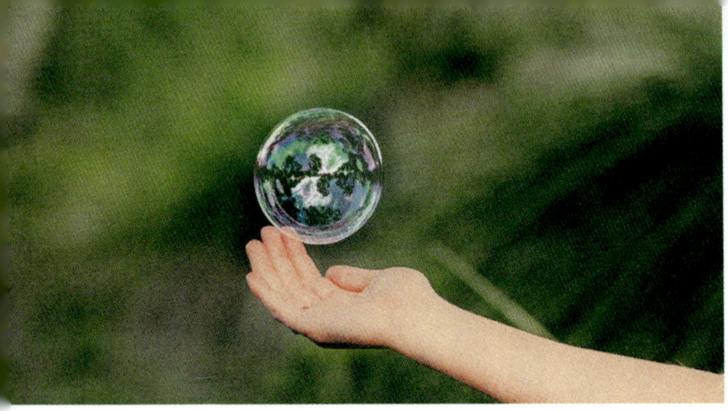

THEORIE

Die Heilkraft der Hände entdecken 5

DIE KUNST, SICH SELBST ZU HELFEN 7

Eine Heilkunst mit Geschichte 8
Jiro Murai – der Begründer 9
Der Weg nach Amerika 9

Die heilende Kraft der Hände 12
Heilen mit den Händen – eine uralte Kunst 12
Was sagt die Wissenschaft? 14

Eine Physio-Philosophie 16
So entstehen Blockaden 16
Energiepunkte als Verteiler 19
Ganzheitlich heilen 21

Strömen: Die beste Gesundheitsvorsorge 24
Hilfe bei allen Beschwerden 24

PRAXIS

HEILEN MIT SANFTEN BERÜHRUNGEN 29

Einfach Hand anlegen 30
Die Grundlagen 30

Das Strömen der Finger 34
Die Finger als Repräsentanten 34
Gezielt strömen 35

Das Strömen der Energiepunkte 40
So strömen Sie richtig 40
Der Hauptzentralstrom – die perfekte Tankstelle 70

FÜR ALLE FÄLLE DEN RICHTIGEN STRÖMGRIFF 73

Beschwerden von A–Z 74
Sofort anzuwenden 74
Allergien 76
Augenbeschwerden 76
Ballenbeschwerden 77
Beine, schwere 77
Blähungen 78
Blasenbeschwerden 78
Bronchitis 80

Durchblutungsstörungen der Beine 80
Durchfall 81
Ellbogenbeschwerden 81
Erbrechen 82
Erkältung 82
Erschöpfung 83
Essstörungen 83
Fieber 84
Gallenprobleme 85
Gehirnerschütterung 86
Gelenkbeschwerden 87
Gewichtsprobleme 89
Halsschmerzen 89
Hämorrhoiden 90
Hautprobleme 90
Herpes 91
Herzbeschwerden 91
Hitzewallungen 93
Hüftbeschwerden 93
Husten 94
Immunsystem, geschwächtes 94
Kniebeschwerden 95
Kopfschmerzen 96
Krampfadern 98
Magenbeschwerden 98
Menstruationsbeschwerden 100
Migräne 100
Nackenbeschwerden 101
Nebenhöhlenbeschwerden 102
Nervenschmerzen im Gesicht 102
Niedergeschlagenheit 103
Nierenbeschwerden 103
Ohrenbeschwerden 104
Parodontose 105
Prämenstruelles Syndrom 106
Rheumatische Beschwerden 106
Rückenbeschwerden 106
Schlafstörungen 108
Schnarchen 109
Schwindel 110
Übelkeit 110
Verstopfung 111
Wadenkrämpfe 111
Wunden 112
Zahnbeschwerden 112

Das Strömen von Kindern 114
Linderung leicht gemacht 114

Strömen in Notfällen 118
Von Atemnot bis Verschlucken 119

SERVICE

Bücher zum Weiterlesen 122
Adressen, die weiterhelfen 123
Sachregister 124
Impressum, Leserservice, Garantie 128

»Machen Sie es wie wir: Nehmen Sie Ihre Gesundheit in die eigenen Hände!«

Christiane Kührt

Die freie Journalistin und Autorin studierte Kommunikationswissenschaften und beschäftigt sich schon seit über 20 Jahren intensiv mit alternativen Heilmethoden. Sie hat zahlreiche Selbsthilfekurse in Jin Shin Jyutsu absolviert und praktiziert Heilströmen als Selbst- und Familienhilfe mit Begeisterung und Erfolg.

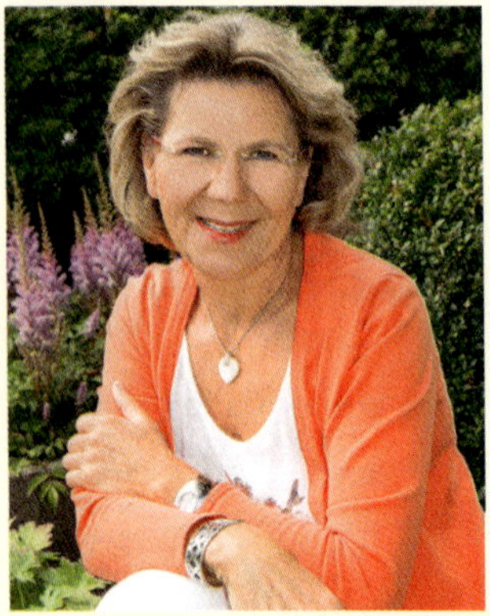

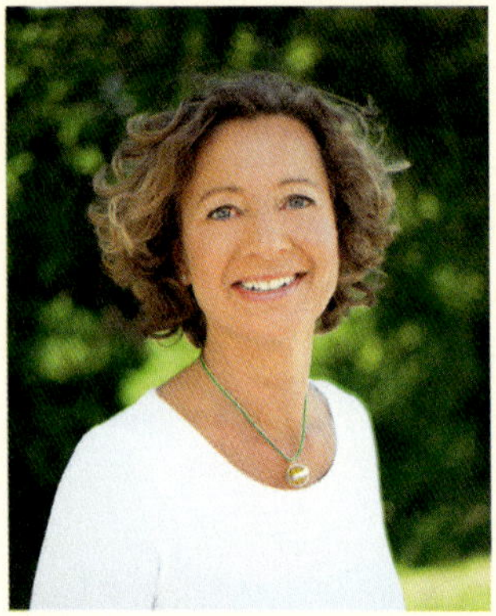

Nicola Wille, vormals Kessler

Die staatlich anerkannte Masseurin und medizinische Bademeisterin belegte in den Achtzigerjahren das erste Jin Shin Jyutsu-Seminar bei Mary Burmeister und praktizierte die Heilkunst in Rehakliniken, bis sie sich 1991 selbstständig machte. Neben Jin Shin Jyutsu bietet sie Kinesiologie, Coaching für Gesundheit und Bewusstsein und Tachyon-Energiearbeit an.

DIE HEILKRAFT DER HÄNDE ENTDECKEN

Sie sind auf der Suche nach Gesundheit, Wohlbefinden und Lebensfreude und sind bereit, neue Wege zu gehen? Dann ist Jin Shin Jyutsu – »Strömen« – genau das Richtige für Sie. Diese faszinierend einfache Heilkunst kann jeder ohne Vorkenntnisse anwenden. Sie basiert auf dem uralten Wissen aus vielen Kulturen, dass sich durch das Auflegen der Hände die Selbstheilungskräfte aktivieren lassen.

Mit sanften Berührungen Blockaden lösen

Jin Shin Jyutsu ist eine wiederentdeckte und weiterentwickelte Heilkunst aus Japan. Sie besagt, dass Unwohlsein, Beschwerden und Krankheiten durch blockierte Energie entstehen. Über spezielle Energiepunkte lassen sich diese Blockaden lösen, sodass die Energie wieder fließen kann. Dabei werden diese Punkte nicht massiert oder gedrückt, sondern lediglich sanft mit den Fingern berührt. Das Strömen bringt nicht nur die Energie wieder in einen harmonischen Fluss und aktiviert die Selbstheilungskräfte, es hilft auch, den eigenen Körper und sich selbst besser kennen- und auch verstehen zu lernen. So ebnet man sich den Weg, seelisch und körperlich gesund zu werden und zu bleiben.

Zum Strömen brauchen Sie also nichts weiter als Ihre Hände, dieses Buch und täglich ein paar Minuten Zeit. Das Schöne: Sie können nicht nur sich selbst, sondern auch Ihre Familie strömen: Vom Baby bis zu den Großeltern – Strömen tut jedem gut. Lernen Sie diese herrlich unkomplizierte Heilkunst, die bei zahlreichen Beschwerden hilft und neben Gesundheit auch Begeisterung, Vitalität und Ausgeglichenheit bringt. Denn: Nur wer sich rundum wohlfühlt, kann das Leben in vollen Zügen genießen.

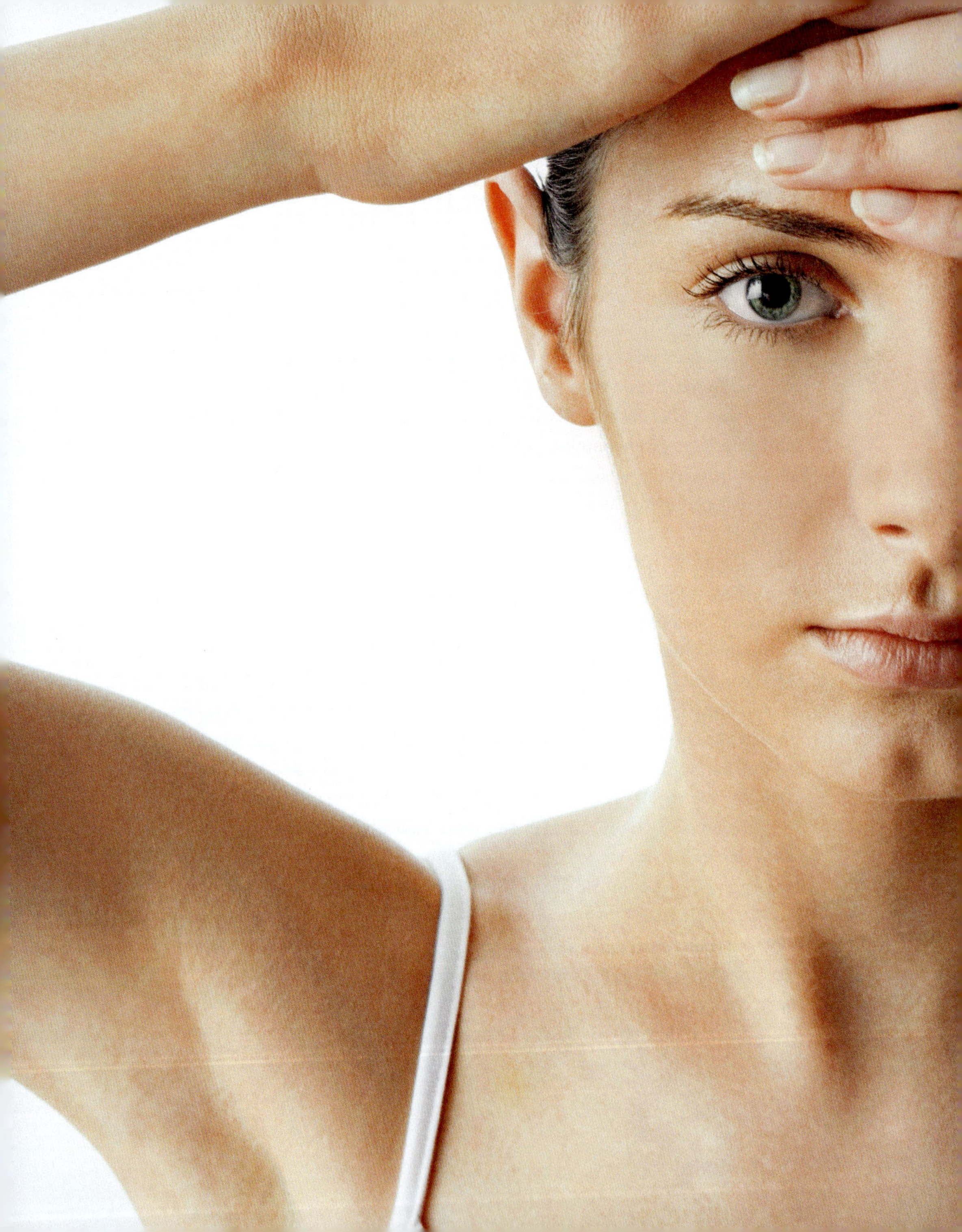

DIE KUNST, SICH SELBST ZU HELFEN

Sobald Sie instinktiv Ihre Hand auf eine schmerzende Stelle des Körpers legen, aktivieren Sie bereits Ihre Selbstheilungskräfte. Mit Jin Shin Jyutsu können Sie Ihre Körperenergie ganz gezielt beeinflussen.

EINE HEILKUNST MIT GESCHICHTE
8

DIE HEILENDE KRAFT DER HÄNDE
12

EINE PHYSIO-PHILOSOPHIE
16

STRÖMEN: DIE BESTE GESUNDHEITSVORSORGE
24

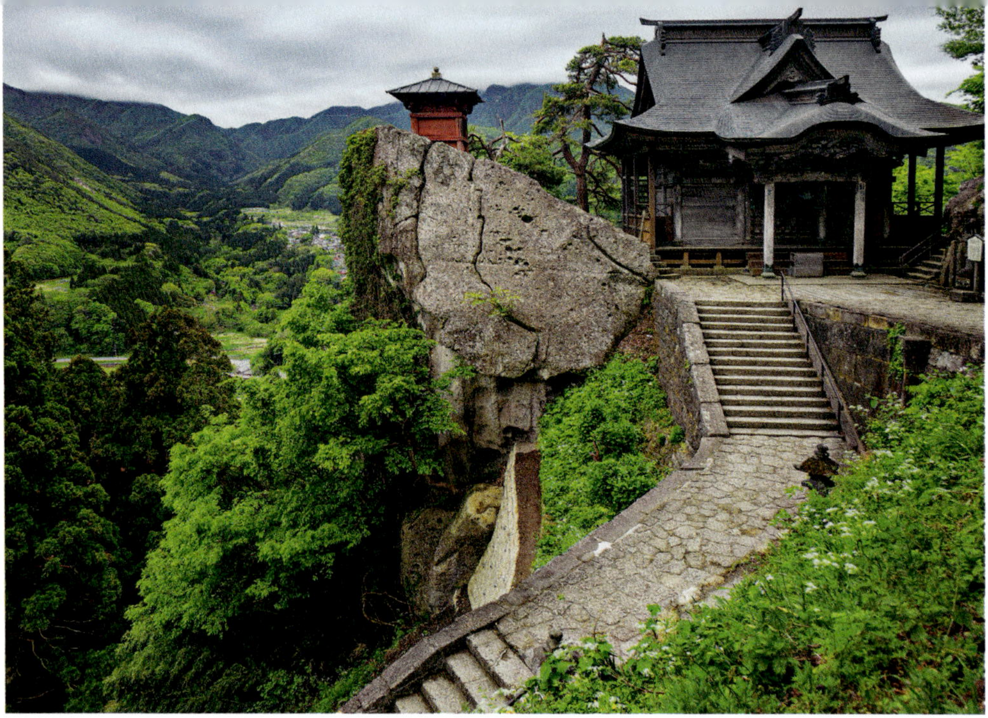

EINE HEILKUNST MIT GESCHICHTE

Der Grundgedanke des Jin Shin Jyutsu basiert darauf, dass die Lebensenergie über sogenannte Energiebahnen gleichmäßig den Körper durchfließt. Wird dieser Energiefluss jedoch durch negative äußere oder innere Einflüsse gestört und damit aus dem natürlichen Gleichgewicht gebracht, so entstehen Blockaden, die Beschwerden und Krankheiten verursachen können.

Durch das Auflegen der Finger auf bestimmte Körperpunkte lassen sich diese Blockaden lösen und die Selbstheilungskräfte aktivieren. Das Wissen um die Heilkraft der Hände ist Tausende von Jahren alt und in zahlreichen Kulturen zu Hause. Doch mit der Entwicklung der Schulmedizin gerieten viele alte Heilmethoden in Vergessenheit, so auch die Grundlagen von Jin Shin Jyutsu.

JIRO MURAI – DER BEGRÜNDER

Erst Anfang des 20. Jahrhunderts wurden die Grundgedanken von Jin Shin Jyutsu von dem jungen Japaner Jiro Murai wiederentdeckt. Der Sohn eines Arztes kam 1886 im japanischen Taiseimura auf die Welt. Weil sein älterer Bruder die Familientradition fortsetzte, konnte Murai Seidenraupenzüchter werden. Er entwickelte sich zum leichtlebigen jungen Mann, der sich dem übermäßigen Essen und Trinken hingab. Mit 26 Jahren wurde er so schwer krank, dass die Ärzte ihn schließlich als unheilbar aufgaben. Das veranlasste Jiro Murai, sich mit den großen Meistern der Geschichte zu befassen. Er hatte gelesen, dass manche von ihnen durch Meditation und die Heilkraft der Hände Wunder erfahren hatten. So zog er sich auf eine abgeschiedene Berghütte zurück, fastete, meditierte und probierte verschiedene Fingerpositionen, sogenannte Mudras, an sich aus. Er war fasziniert von dem, was mit ihm passierte: Immer wieder verlor er das Bewusstsein. Von Tag zu Tag wurde ihm kälter, bis ihn auf einmal eine Hitzewelle erfasste. Danach empfand er plötzlich große innere Ruhe und wurde gesund. Fortan widmete Murai sein Leben dem Heilen.

Das innere Gleichgewicht wiedererlangen

Aus seinem Leiden gewann Jiro Murai die Erkenntnis: Krankheiten entstehen aus einem Mangel an innerer Harmonie. An sich selbst hatte er erfahren, dass es möglich ist, mit den bloßen Händen diese Harmonie wiederherzustellen. So erforschte Jiro Murai Disharmonien, die den Energiefluss stören. Seine Erfahrungen verband er mit dem Wissen der alten Meister und entwickelte seine Heilkunst, die er später Jin Shin Jyutsu nannte.

Die Bibliothek des Kaisers

Murai gewann seine Einsichten und Erkenntnisse durch das Studium unterschiedlicher, teils uralter Quellen. Dazu stellte ihm der japanische Kaiser als Dank für seine Behandlung die kaiserliche Bibliothek zur Verfügung. In dieser Schatztruhe alten Wissens fand Murai das »Kojiki«, das »Buch der alten Dinge«. Was in diesen Texten zu den traditionellen Heilkünsten stand, überprüfte er nun ausführlich in der Praxis. Er reiste durch ganz Japan und behandelte lange Zeit die Obdachlosen und Armen Tokios.
Auch wenn Murai Japan nie verließ, wollte er doch sein Wissen möglichst vielen zugänglich machen. Als er Mary Burmeister kennenlernte, wusste er: Sie war die Richtige dafür, seine Heilkunst in die Welt zu tragen.

DER WEG NACH AMERIKA

Mary Burmeister, eine Amerikanerin japanischer Abstammung, wurde im Jahr 1918 in Seattle im US-Staat Washington geboren. Mitte der Vierzigerjahre ging sie nach Japan, um als Übersetzerin zu arbeiten und Diplomatie zu studieren. Im Haus eines gemeinsamen Freundes begegnete sie Jiro Murai. Der war von der intelligenten jungen Frau sofort sehr angetan und stellte ihr eine schicksalsträchtige Frage: »Möchten Sie bei mir etwas lernen, das Sie als Geschenk aus Japan mit nach Amerika nehmen können?« Als Mary lapidar mit »Ja« antwortete, ahnte sie noch nicht, dass dieses Wort ihr Leben verändern sollte. Zwölf Jahre lang lernte Mary Burmeister bei Jiro Murai. Sie wurde nicht nur seine Schülerin, sondern auch eine überzeugende Botschafterin des Strömens – als solche brachte sie die Kunst des Jin Shin Jyutsu zunächst in die USA und später nach Europa.

Eine Heilkunst erobert die Welt

1953 zog Mary wieder nach Amerika, begann aber erst 1963 – drei Jahre nach dem Tod des Meisters Jiro Murai –, Jin Shin Jyutsu wieder aktiv auszuüben. Ihre Erkenntnisse und Erfahrungen brachten die Heilkunst Schritt für Schritt weiter.
Nach Mary Burmeister ist Jin Shin Jyutsu vor allem als Heilkunst und nicht als festgefahrene Heilmethode zu sehen. Eine Kunst, so betonte sie immer wieder, erfordert viel Verständnis, ist kreativ, lebendig und bleibt daher auf vielfältige Art und Weise offen für Neues. Unermüdlich trug sie dieses Wissen durch ihre zahlreichen Schüler in die Welt.

JIN SHIN JYUTSU, REIKI, AKUPUNKTUR: WO LIEGEN DIE UNTERSCHIEDE?

Reiki: Sowohl Jin Shin Jyutsu als auch Reiki sind japanische Heilkünste. Bei beiden geht man davon aus, dass Lebensenergie im Fluss sein muss, damit der Mensch gesund bleibt. Reiki arbeitet mit Chakren, Symbolen und Lebensregeln, der Energiefluss kann nur durch Einweihungen, die ein Reiki-Meister durchführt, aktiviert werden. Bei Jin Shin Jyutsu sind es 26 Energiepunkte, über die sich entstandene Blockaden lösen lassen. Diese Punkte helfen auch, Ursachen für Beschwerden und damit sich selbst zu erkennen. Jin Shin Jyutsu kann jeder ohne Vorwissen an sich selbst ebenso wie an anderen anwenden.

Akupunktur: Der Arzt Dr. Christoph Roggendorf verglich in seiner Doktorarbeit Akupunktur mit Jin Shin Jyutsu. Er arbeitete unter anderem heraus, dass beide Heilkünste zwölf verschiedene Organleitbahnen kennen (Meridiane in der Akupunktur). Trotz eines leicht unterschiedlichen Verlaufs weisen diese Energieleitbahnen dieselben Anfangs- und Endpunkte auf. Dies ist auch nicht verwunderlich, denn beide Heilkünste haben die gleichen historischen Wurzeln.
Roggendorf geht davon aus, dass die ursprünglichen, mündlich überlieferten Grundlagen von Jin Shin Jyutsu der Akupunktur als Basis gedient haben. Das von Jiro Murai weitergegebene, modifizierte Jin Shin Jyutsu wiederum sieht Roggendorf als eine erweiterte Philosophie der Akupunktur an.

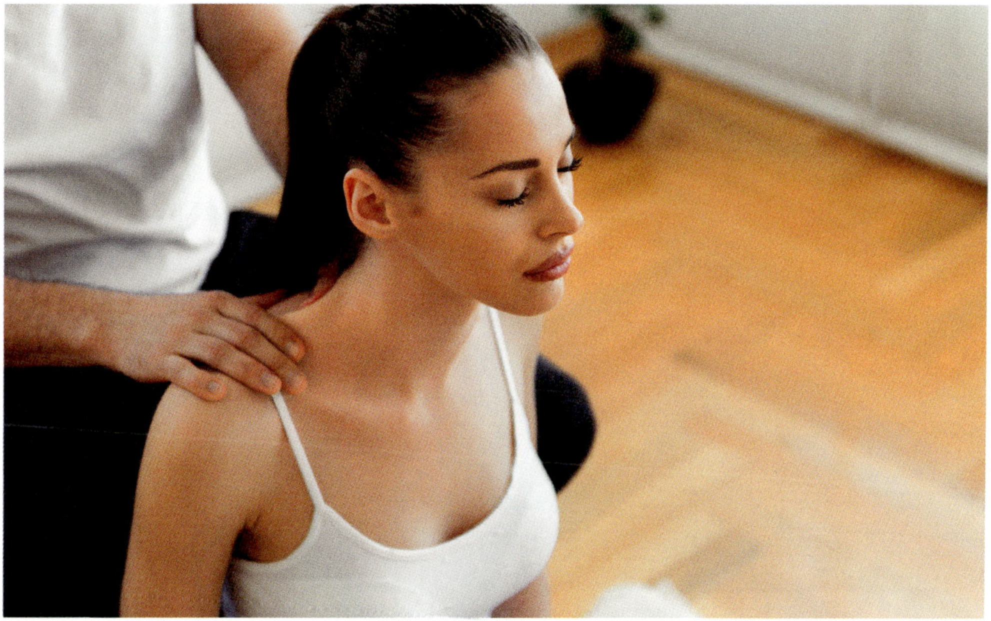

Jin Shin Jyutsu ist eine Heilkunst. Jeder kann sie bei sich selbst und bei anderen anwenden.

Heute gibt es in über 20 Ländern Jin Shin Jyutsu-Therapeuten, von denen viele noch von Mary Burmeister selbst unterrichtet wurden. Jeder, der mit Jin Shin Jyutsu in Berührung kommt, wird immer wieder die Worte hören: »Wie Mary sagt …«. Die anschauliche Unterrichtsweise, ihre Zitate, Gedanken und Lebensweisheiten sind in dem Buch »What Mary says …« von ihren Schülern veröffentlicht worden (Literaturverzeichnis **siehe Seite 122**). Mary Burmeister ist der Inbegriff der Jin Shin Jyutsu-Physio-Philosophie. Bis zu ihrem Tod im Januar 2008 lebte sie in Scottsdale, Arizona. Dort gründete sie auch das Jin Shin Jyutsu-Zentrum, das zahlreiche Jin Shin Jyutsu-Aktivitäten wie Vorträge, Seminare und Ausbildungen koordiniert und anbietet (Adresse **Seite 123**).

»Jin Shin Jyutsu« wörtlich

»Jin« bedeutet wissender, mitfühlender Mensch, »Shin« Schöpfer und »Jyutsu« Kunst. Ursprünglich als »Kunst des Schöpfers durch den mitfühlenden Menschen« übersetzt, interpretierte Mary Burmeister die Worte Jin Shin Jyutsu verständlicher als »die Kunst, mich selbst kennenzulernen« und »die Kunst, mir helfen zu lernen«.

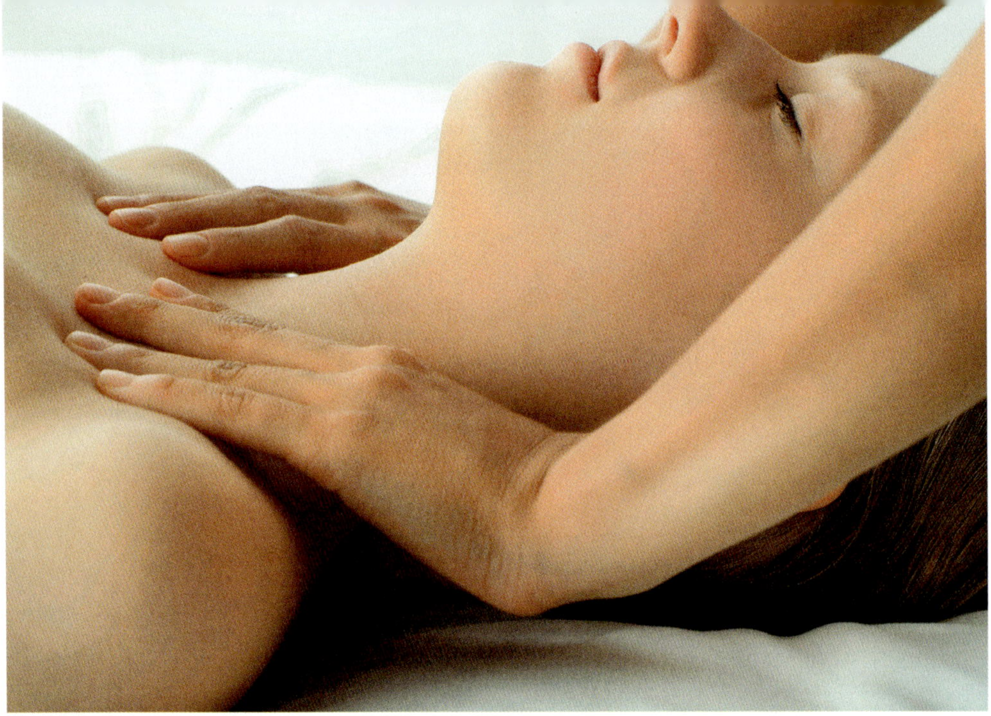

DIE HEILENDE KRAFT DER HÄNDE

Hände sind weit mehr als bloße »Werkzeuge«. Mit ihnen besitzen wir die Fähigkeit zu feinsten Berührungen und Wahrnehmungen. Über sie können wir in Kontakt treten. Jeder erfährt es von klein auf: Berührungen mit den Händen sind wohltuend. Babys werden ruhig, sobald man sie sanft streichelt. Wer traurig ist, dem tut es gut, wenn ihm jemand tröstend die Hand auf die Schulter legt.

HEILEN MIT DEN HÄNDEN – EINE URALTE KUNST

Das Auflegen der Hände ist eine der ältesten Heilmethoden überhaupt. Dass die Menschen schon seit Jahrtausenden mit den Händen heilen, dafür gibt es zahlreiche Belege: von Felsbildern in den Pyrenäen bis zu Wandmalereien in ägyptischen Königsgräbern. Und etliche Geschichten im Neuen Testament erzählen: Jesus heilte die Menschen mit der Kraft seiner Hände.

Der früheste schriftliche Beleg aus Japan für eine Heilmethode, die dem Jin Shin Jyutsu ähnelt, stammt von etwa 700 n. Chr. Jiro Murai fand ihn in den Archiven des japanischen Kaiserpalastes: in dem bereits erwähnten »Buch der alten Dinge«.

Durch die enormen Fortschritte der Schulmedizin gerieten die alten Heilkünste jedoch immer mehr in Vergessenheit, wurden als altmodisch abgetan oder als Aberglaube belächelt. So ist wohl viel Wissen in Europa auch in Zeiten der Hexenverbrennungen verloren gegangen. Erst in den letzten Jahren und Jahrzehnten besinnen sich mehr und mehr Menschen auf ursprüngliche Behandlungsmethoden, die – anders als oft die Schulmedizin – nicht nur die Symptome, sondern auch die Ursachen einer Krankheit berücksichtigen und Körper und Psyche als Einheit sehen.

Intuitives Wissen

Die heilende Wirkung der Hände spüren Sie, sobald Sie sich bei Kopfschmerzen instinktiv die Stirn halten oder die Hände bei Bauchkrämpfen auf den Bauch legen. Je länger Sie die Hände dort belassen, desto mehr kann sich das angenehme Gefühl ausbreiten. Vielleicht können Sie auch wahrnehmen, wie die Energie wieder zu fließen beginnt, wie sich Blockaden lösen und wie es Ihnen bereits nach kurzer Zeit besser geht. Probieren Sie es beim nächsten Mal doch einfach aus und lernen Sie so ganz nebenbei Ihre erste Lektion Jin Shin Jyutsu …

Gibt es vielleicht bestimmte Stellen an Ihrem Körper, auf denen Ihre Hände besonders häufig ruhen? Dann ist dies möglicherweise ein Zeichen dafür, dass hier der Energiefluss blockiert ist. Denn oftmals legt man ganz automatisch seine Hände dort auf, wo gerade Energie benötigt wird.

Ab **Seite 44** lernen Sie die unterschiedlichen Energiepunkte kennen, über die sich gezielt Blockaden lösen lassen. Dort können Sie auch nachlesen, welche körperlichen und psychischen Beschwerden sich über diese Punkte erreichen und behandeln lassen.

Erspüren Sie die Energie der Hände

Unsere Hände sind derart sensibel, dass die Fingerbeere den Druck eines Gegenstandes wahrnehmen kann, selbst wenn er sich nur einen hundertstel Millimeter in die Haut hineindrückt. Neben diesen Druckrezeptoren gibt es ebenso hochempfindsame Rezeptoren für Berührung, Spannung, Kitzel, Temperatur und für Vibration. Weil unsere Hände so empfindlich sind, lässt sich mit ihnen und durch sie das Fließen der Energie erspüren.

Probieren Sie es doch gleich selbst aus: Halten Sie für etwa eine Minute die Innenflachen Ihrer Hände im Abstand von ein bis zwei Zentimetern aneinander. Beginnen Sie allmählich zu fühlen, wie sich die Energie als Wärme und als Kribbeln zeigt?

WAS SAGT DIE WISSENSCHAFT?

Ein Ansatz für den Beweis der Heilkraft der Hände ist zum Beispiel die Infrarotanalytik der Wissenschaftler Popp und Schlebusch. Durch eine spezielle Infrarotkamera werden dabei Störfelder im Körper durch Farbabweichungen sichtbar. So wurde bereits 2002 gezeigt, wie sich der Energiefluss durch eine Behandlung mit den Händen verändert und sich dabei Störfelder auflösen. 2004 machten die beiden Wissenschaftler erstmals eine Energieleitbahn mithilfe von Infrarotaufnahmen sichtbar, es kam aber bisher nie zu wissenschaftlichen Versuchsreihen.

Um bei alternativen Heilmethoden wissenschaftliche Wirksamkeitsnachweise zu erbringen, gelten andere Maßstäbe als bei schulmedizinischen Therapien. Schließlich geht es dabei um den Blick auf den ganzen Menschen. Schulmedizinische Methoden können schlecht angewandt werden, weil man hier zum Beispiel von anderen Wirkungszusammenhängen ausgeht. Deshalb gibt es bisher zwar unzählige Einzelberichte von Menschen mit den unterschiedlichsten Beschwerden, denen die Behandlung mit Jin Shin Jyutsu geholfen hat, aber verhältnismäßig wenig wissenschaftliche Studien, die über die Wirksamkeit dieser Heilkunst Auskunft geben. Einige davon möchten wir hier kurz vorstellen:

Wissenschaftler im amerikanischen Bundesstaat Maine untersuchten im Rahmen einer Beobachtungsstudie, inwieweit Jin Shin Jyutsu-Behandlungen die Lebensqualität von Brustkrebspatientinnen steigern können. Für einen Zeitraum von zehn Wochen wurden 29 Frauen, die mit Brustkrebsdiagnose in Behandlung waren, einmal pro Woche durch einen ausgebildeten Therapeuten mit Jin Shin Jyutsu behandelt. Sie litten unter chronischer Erschöpfung, Depressionen oder Hemmungen, sich wieder ins normale Leben zu integrieren. Die Patientinnen resümierten, dass sich ihr Befindlichkeitszustand durch die Jin Shin Jyutsu-Behandlung insgesamt zum Positiven verändert habe.

Am California Pacific Medical Center in San Francisco wurden Herztransplantationspatienten während ihres Klinikaufenthaltes ein- bis zweimal wöchentlich mit Jin Shin Jyutsu behandelt. Die Patienten berichteten, dass sich Ängste, Unruhe und Depressionen verringert hätten, dass ihnen die Behandlung körperlich und seelisch guttat und sie auch wieder besser schlafen konnten.

Das amerikanische San Diego Medical Center behandelte 70 Patienten mit den unterschiedlichsten Schmerzdiagnosen mit Jin Shin Jyutsu. Diese litten zum Beispiel unter Schulter-, Nacken- oder Rückenschmerzen, Arthritis, Migräne, Krebs oder multipler Sklerose. Bereits nach der ersten Behandlung nahm das Schmerz- und Stressempfinden ab. Das durchschnittliche Schmerzlevel der Patienten sank auf der zehnstufigen Skala von 5,55 auf 2,85 und das Stresslevel von 4,92 auf 2,71.

Für eine Studie an der Universität von Ken-

WUNDERWERK HAND

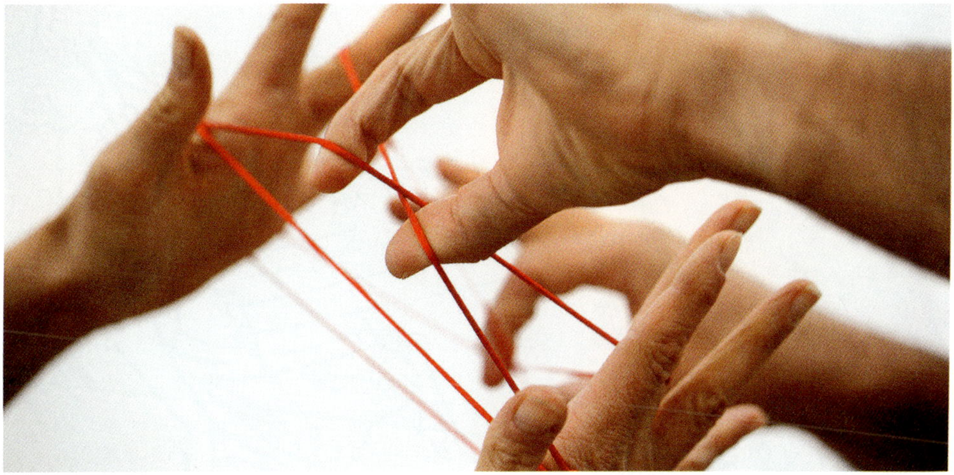

Nur der Mensch kann mit seinen Händen einen hauchdünnen Faden durch ein Nadelöhr fädeln, Werkzeuge fertigen und tonnenschwere Steinblöcke zu Pyramiden aufschichten.
Ohne die wunderbare, einzigartige Konstruktion unserer Hände wäre dies einfach nicht möglich: Mehr als 17 000 Fühlkörperchen und winzige Nervenenden in den Händen lassen uns jede noch so leichte Berührung wahrnehmen. Und 27 Knochen sowie 33 Muskeln verschaffen den Händen eine umfassende Beweglichkeit. Hatten Sie schon einmal eine Hand in Gips? Dann wissen Sie sicher noch, wie eingeschränkt und hilflos man sich fühlt und plötzlich feststellt, für welche vermeintlichen Kleinigkeiten man nun Hilfe benötigt.
Die Hände sind auch ein Spiegel der Seele: Fürchten wir uns, werden sie kalt und feucht. Sind wir nervös, werden die Hände unruhig. Haben wir Widerwillen gegen etwas, verkrampfen sich die Finger, wenn uns etwas richtig erschreckt, werden sie zittrig. Und nicht zu vergessen: Von klein auf lernen wir, mit den Händen die Welt zu »begreifen«.

tucky wurden 159 Krebspatienten vor und nach jeder Jin Shin Jyutsu-Behandlung nach Symptomen wie Schmerzen, Stress und Übelkeit befragt. Die Nebenwirkungen von Krebstherapien verbesserten sich, wie sich zeigte, von der ersten Sitzung an. Laut Jennifer Bradley, Jin Shin Jyutsu-Praktikerin am Krebszentrum der Universität, konnte der positive Effekt unabhängig von Alter, Geschlecht und Krebsart festgestellt werden.

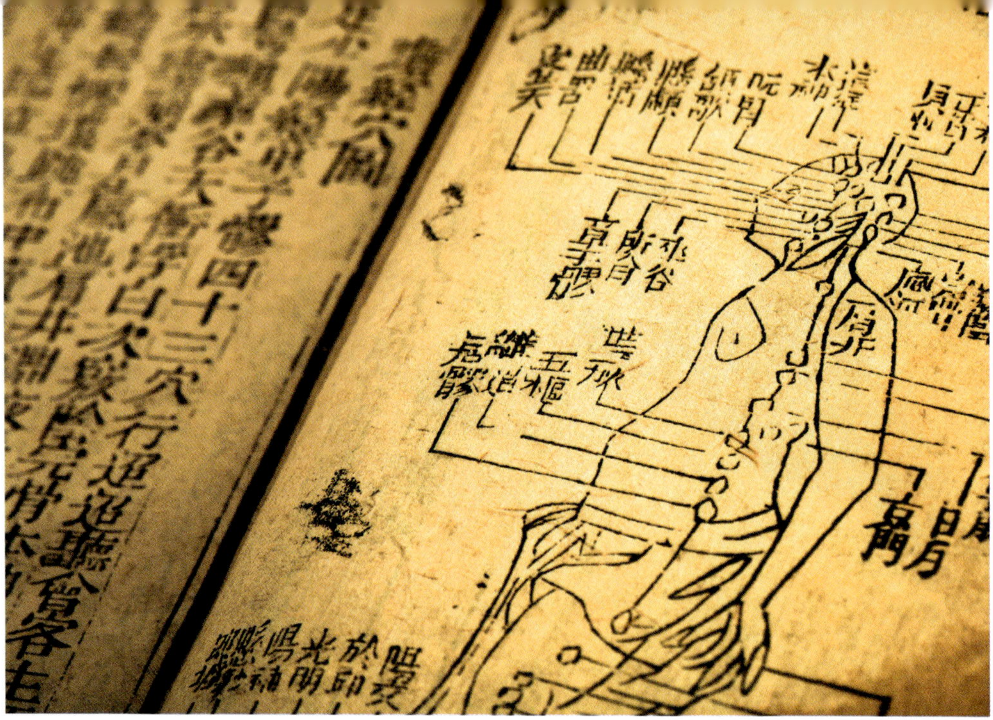

EINE PHYSIO-PHILOSOPHIE

Ein wesentlicher Grundgedanke des Jin Shin Jyutsu ist in nahezu allen ursprünglichen Heiltraditionen zu finden: Es gibt eine Energie, die jedes Lebewesen durchdringt und Leben spendet. Im Griechenland der Antike hieß diese Energie »Pneuma«, die Hindus nennen sie »Prana«, die Chinesen »Chi« und die Japaner »Ki«. Egal ob Ayurveda, Traditionelle Chinesische Medizin oder eben Jin Shin Jyutsu: All diese Heilkünste gehen davon aus, dass die Lebensenergie eines Menschen immer gleichmäßig im Fluss sein soll.

SO ENTSTEHEN BLOCKADEN

Wie das Blut seinen Kreislauf durch unser Inneres in den Blutbahnen macht, so fließt die Lebensenergie über sogenannte Energiebahnen gleichmäßig durch den Körper. Aus der Akupunktur kennen Sie solche Energiebahnen vielleicht schon unter dem Begriff »Meridiane«. Staut sich die Lebensenergie im Körper, bekommt der Organismus Probleme – genauso wie in dem Fall, wenn sich das Blut in seinem Kreislauf staut.

Schon kleine Unstimmigkeiten reichen, um den Fluss der Lebensenergie aus der Balance zu bringen und Energiepunkte zu blockieren. Das energetische Gleichgewicht kann zum einen von außen gestört werden, etwa durch einseitige Ernährung, übermäßigen Alkohol- oder Nikotingenuss oder zu wenig Schlaf. Auch Wettereinflüsse, Stress aller Art, Unfälle, Umweltgifte und Medikamente lassen den Energiefluss stocken. Nach Jiro Murai sind zudem anhaltende negative Gefühle wie Sorge, Angst, Wut, Kummer und Trauer für Blockaden im Fluss der Energie verantwortlich. Auch Menschen, die immer lachen, obwohl ihnen eigentlich nicht danach zumute ist, die sich also ständig verstellen, bekommen oftmals Beschwerden und werden nicht selten irgendwann krank.

Der Körper macht auf sich aufmerksam

Sind die Energieströme des Körpers also in ihrem Fluss behindert oder gar blockiert, dann gerät die energetische Balance aus dem Lot und der Mensch wird krank. Diejenigen, die sensibel mit sich und ihrem Körper umgehen und auf körperliche ebenso wie auf seelische Signale achten, wissen: Eine Krankheit taucht üblicherweise nicht plötzlich auf, sondern kündigt sich an. Da die Signale anfangs allerdings noch nicht sehr deutlich sind, werden sie oft übergangen und man reagiert erst, wenn die Symptome heftiger werden.

Krankheit als Ausdruck von Disharmonie

Der Mangel an innerer Ausgewogenheit zeigt sich häufig zunächst im emotionalen Bereich, erst später kommen körperliche Beschwerden hinzu. Wer immer genervt, unzufrieden, ständig überlastet ist oder einfach nur über längere Zeit das Gefühl hat, »nicht ganz auf der Höhe zu sein«, dem fehlt das innere Gleichgewicht. Der Körper sendet Alarmsignale, die häufig zunächst ignoriert werden. Mit Gedanken wie »Ach, das wird schon wieder« oder »Dafür hab ich jetzt wirklich keine Zeit« werden Beschwerden wie Unwohlsein, Verspannungen, Verdauungsprobleme oder Schlafstörungen beiseitegewischt. Sie scheinen ja auch auf den ersten Blick harmlos zu sein. Doch im Laufe der Zeit nehmen die gesundheitlichen Probleme zu. Und irgendwann ist man dann richtig krank.

Wer dagegen bei den ersten Alarmzeichen seines Körpers das Richtige unternimmt, der hat gute Chancen, den Fluss der Lebensenergie rasch wieder in Gang zu bringen, sein Wohlbefinden wiederherzustellen und so eine Krankheit zu vermeiden. Genau dies ist das Ziel von Jin Shin Jyutsu.

ERFAHRUNGEN

Oft kommen Menschen zu Jin Shin Jyutsu, wenn die schulmedizinische Behandlung nicht greift. Viele nehmen erst durch das Strömen ihren Körper richtig wahr und gewinnen so langfristig eine stabilere Gesundheit.

ALLERGIE UND SEELISCHES BEFINDEN

»Immer wenn ich zu meiner Arbeitsstelle kam, tränten meine Augen und meine Nase lief. Ich dachte an eine Allergie auf die Fichten vor der Tür und ging zu meiner Jin Shin Jyutsu-Therapeutin. Sie wies mich auf die psychische Bedeutung einer Allergie hin. Beim Strömen wurde mir auf einmal bewusst, dass es an meiner Arbeitsstelle Umstände gab, gegen die ich sprichwörtlich allergisch war. Ich strömte zur Selbsthilfe täglich die Energiepunkte 19, die Allergien lindern und helfen, den eigenen Standpunkt zu finden und diesen auch zu vertreten. Meine Arbeitssituation verbesserte sich.«
Elisabeth K., 27 Jahre

FIEBERKRÄMPFE VERHINDERN

»Mein Sohn neigte die ersten sieben Lebensjahre zu Fieberkrämpfen. Die Schulmedizin empfahl Fieberzäpfchen, meine homöopathische Kinderärztin war dagegen, weil das die Selbstheilungskräfte unterdrücke. Meine Jin Shin Jyutsu-Therapeutin riet mir, die Energiepunkte 3 zu strömen. Ich tat das bei den kleinsten Anzeichen, um den kritischen Anstieg des Fiebers, der den Krampf auslöst, zu verhindern. So ließ sich das Fieber rasch um ein halbes Grad senken. Das nahm mir die Angst und mein Sohn konnte auf Medikamente verzichten.«
Christiane K., 41 Jahre

WENN DER SCHMERZ NACHLÄSST

»Ich litt unter einer entzündlichen Schultergelenksarthrose. Nach monatelangen Schmerzen und vielen Medikamenten war ich physisch und psychisch am Ende und ging auf Empfehlung zu einer Jin Shin Jyutsu-Therapeutin. Ich spürte von der ersten Behandlung an, dass sich mein gesamter Gesundheitszustand verbesserte und meine Lebensfreude wieder zurückkam. Nach 15 Behandlungen hatte ich nur noch bei ganz speziellen Bewegungen leichte Schmerzen. Heute ströme ich mich sofort, wenn es irgendwo anfängt wehzutun, so dass sich Beschwerden erst gar nicht festsetzen können.«
Bärbel S., 45 Jahre

ENERGIEPUNKTE ALS VERTEILER

Die Lebensenergie, so erkannte Jiro Murai, passiert beim Durchfließen der Energiebahnen sogenannte Energietore, auch Sicherheitsenergieschlösser genannt. Diese Körperstellen sind Dreh- und Angelpunkte für Gesundheit und Krankheit, denn sie verteilen die Energie im Körper. Besteht ein Ungleichgewicht im Energiefluss, dann schließen sich diese Tore – um den Menschen zu schützen, um anzuzeigen, dass etwas wieder in Ordnung gebracht werden muss. Die Reaktion des Körpers kann man deutlich spüren: Man fühlt sich weniger fit, etwas unwohl oder vielleicht sogar krank.

26 Punkte, die helfen

Jiro Murai fand 26 Energietore auf der Vorder- und auf der Rückseite des Körpers, die paarweise angelegt sind. Jeder dieser Energiepunkte steht mit bestimmten Organen, Körperpartien und psychischen Aspekten in Verbindung. Der Einfachheit halber werden diese Energietore beziehungsweise Sicherheitsenergieschlösser in diesem Buch lediglich Energiepunkte genannt. Das Auflegen der Finger auf diese Energiepunkte heißt beim Jin Shin Jyutsu »Strömen«, umgangssprachlich sagt man auch »Heilströmen«. Die Energiepunkte finden Sie auf der **hinteren Innenklappe** des Buches abgebildet, die praktischen Anwendungsmöglichkeiten des Jin Shin Jyutsu werden ab **Seite 34** beschrieben.

Den Energiefluss aktivieren

Werden die Energiepunkte durch Strömen aktiviert, lassen sich Blockaden lösen, sodass die Energie wieder gleichmäßig fließt. Werkzeug hierfür sind die Finger, die diese Körperpunkte berühren.

DIE HÄNDE GEBEN STARTHILFE

Die Hände wirken beim Strömen ähnlich wie ein Starterkabel beim Auto: Das Starterkabel ermöglicht, dass die Autobatterie in Schwung kommt, die Hände schubsen die Lebensbatterie an und bringen dadurch die Lebensenergie zum Fließen. Beim Strömen gilt übrigens ganz wie beim Starten des Autos: Die Batterie desjenigen, der Starthilfe gibt, erleidet keinen Energieverlust!

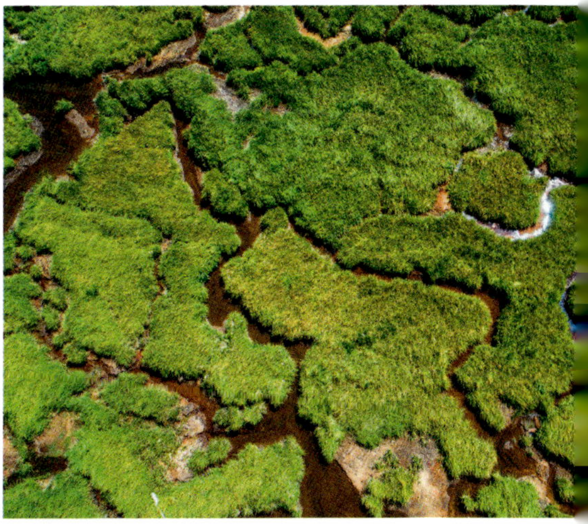

Wie Wasser in der Natur, so fließt belebende Energie durch den Körper des Menschen.

DAS STRÖMEN DER FINGER

Über die Hände erreicht man alle Energiepunkte, die Organ-Energien sowie die fünf blockierenden Grundeinstellungen (mehr dazu ab **Seite 34***).*

Ringfinger
Lungen-Dickdarm-Energie
Einstellung: Trauer/Kummer
Energiepunkte: 2, 4, 7, 14, 17

Mittelfinger
Leber-Gallen-Energie
Einstellung: Wut
Energiepunkte: 3, 6, 12, 13, 25

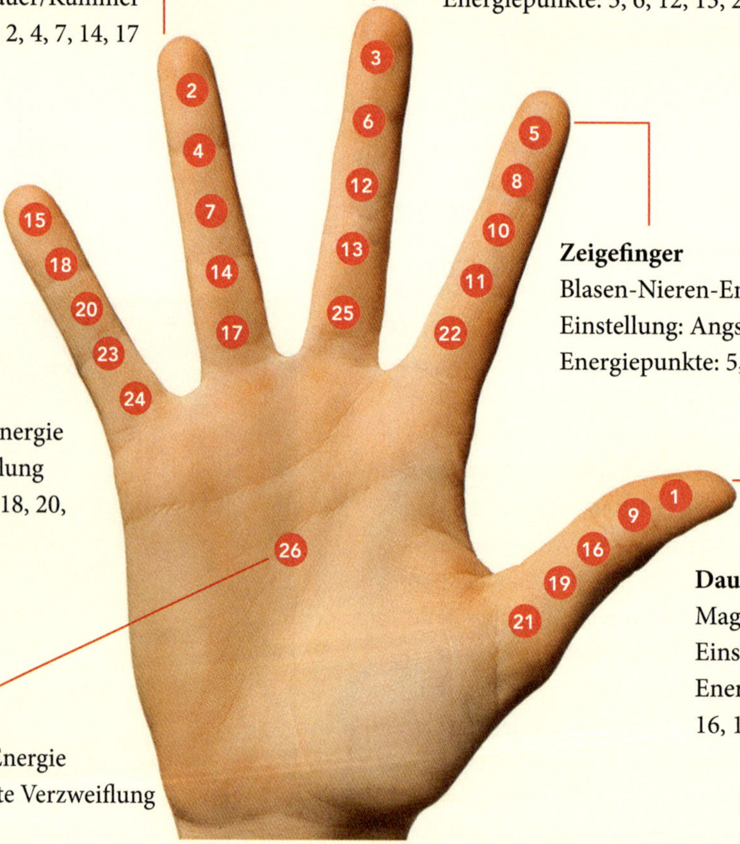

Zeigefinger
Blasen-Nieren-Energie
Einstellung: Angst
Energiepunkte: 5, 8, 10, 11, 22

Kleiner Finger
Herz-Dünndarm-Energie
Einstellung: Verstellung
Energiepunkte: 15, 18, 20, 23, 24

Daumen
Magen-Milz-Energie
Einstellung: Sorge
Energiepunkte: 1, 9, 16, 19, 21

Handmitte
Nabel-Zwerchfell-Energie
Einstellung: absolute Verzweiflung
Energiepunkt: 26

Ganz so schnell wie bei der Autobatterie geht es allerdings nicht. Ein Energiepunkt benötigt bei kleineren Störungen mindestens drei Minuten, bis er für den Fluss der Energie wieder durchlässig wird. Bei größeren oder chronischen Beschwerden kann es Wochen bis Monate dauern.

DIE FINGER IN DER DOPPELROLLE

Mit den Fingern können Sie nicht nur direkt die Energiepunkte auf dem Körper berühren und dadurch Blockaden lösen. In den Fingern selbst finden sich alle Energiepunkte wieder. Strömen Sie Ihre Finger am besten jeden Tag, denn damit aktivieren Sie sämtliche Körperfunktionen. So ist beispielsweise dem Daumen die Magen-Milz-Organfunktion zugeordnet und auf der psychischen Ebene die Sorge. Über den Daumen erreichen Sie außerdem die Energiepunkte 1, 9, 16, 19 und 21. Eine Übersicht finden Sie in der Abbildung auf der linken Seite.
Fingerströmen ist Erste Hilfe und Gesundheitsvorsorge für Bequeme: Einfach einen Finger nach dem anderen mit den Fingern der anderen Hand locker umschließen. Jeden Finger mindestens drei, besser fünf Minuten halten. Sie müssen die Übungen nicht einmal am Stück machen. Über den Tag verteilt bieten sich immer wieder Gelegenheiten dafür an, etwa beim Fernsehen, Busfahren oder während einer Besprechung. Mehr über das Strömen der Finger und Harmonisieren von Beschwerden lesen Sie ab **Seite 34**.

JIN SHIN JYUTSU – EINE PHYSIO-PHILOSOPHIE

Wie bei allen ganzheitlichen Heilkünsten wird auch bei Jin Shin Jyutsu davon ausgegangen, dass Körper, Geist und Seele eine Einheit bilden. Deshalb hat jedes Unwohlsein, jeder Schmerz auch einen psychischen Aspekt.
Jin Shin Jyutsu hilft dabei, diese Zusammenhänge zu erkennen und zu verstehen, Erkenntnisse über uns selbst zu gewinnen und dieses gewonnene Wissen umzusetzen. Das beeinflusst nicht nur die körperliche Gesundheit, sondern auch die seelische. Deshalb ist diese Heilkunst Physiologie, Psychologie und Philosophie zugleich. Sie wird daher oft als Physio-Philosophie bezeichnet.

GANZHEITLICH HEILEN

Strömen lindert nicht nur die Symptome eines energetischen Ungleichgewichts – etwa Rücken- oder Kopfschmerzen –, sondern zeigt auch die Wechselwirkungen zwischen Körper, Geist und Seele auf. Gesundheit kann nur dann bestehen, wenn sich der Mensch als Ganzes in einem Zustand innerer Harmonie befindet. Jin Shin Jyutsu trägt dazu bei, auf allen Ebenen dauerhaft im Energiefluss und somit ganzheitlich gesund zu bleiben.

»Selbstveränderung beginnt mit Selbststudium. Angst und Krankheit entstehen aus Gedanken, Worten und Taten.«

Mary Burmeister

Sich selbst erkennen

Jeder Energiepunkt steht mit bestimmten Organen und Körperpartien sowie Gefühlen und seelischen Verfassungen in Verbindung. Aktiviert man nun einen Punkt, werden also nicht nur körperliche, sondern gleichzeitig auch psychische Aspekte von Beschwerden erreicht. Dadurch lernt man beim Strömen ganz nebenbei, »sich selbst zu erkennen« – das ist auch eine der Übersetzungsmöglichkeiten von Jin Shin Jyutsu.
Ein Beispiel: Ihre Schultern sind verspannt. Sie strömen sich deshalb den Energiepunkt 11, der die Schultermuskulatur lockert und entlastet. Dieser Punkt steht aber auch dafür, dass man sich zu viel aufgeladen hat, etwa in Form von Arbeit oder einfach auch Verantwortung. Das Strömen des Energiepunktes 11 behandelt zunächst das Symptom, also die Verspannung. Das Wissen um die andere Bedeutung des Punktes hilft gleichzeitig, die psychischen Ursachen, welche für die Beschwerden mitverantwortlich sind, zu erkennen und aufzulösen.

Erkenntnis ermöglicht positive Veränderung

Strömen hat also einen Zusatzeffekt: Indem die Energie wieder ungestört fließt, die Verspannungen, Schmerzen und die psychische Anspannung nachlassen, verändert sich auch Ihre innere Einstellung. Sie können Dinge wieder positiv angehen.
Früher oder später wird sich dadurch Ihr Handeln ändern. Beim nächsten Anflug von Stress oder Verspannung werden Sie vielleicht schon versuchen, »Gepäck« in Form von Arbeit oder Verantwortung abzugeben, damit sich die Überlastung nicht wieder in den Schultern absetzt.
Das Zusammenspiel von Körper und Seele zu erkennen, ist für die Gesundheit enorm wichtig. Denn wie heißt es so schön: »Selbsterkenntnis ist der erste Schritt zur Besserung.«

Schauen Sie in Ihr Leben

Je länger Sie Jin Shin Jyutsu anwenden, umso mehr wird Ihnen bewusst werden, dass Krankheiten mit Ihrer inneren Einstellung zusammenhängen. Sie werden erkennen, dass sich Sorge, Angst, Wut, Kummer und Verstellung körperlich niederschlagen, wenn sie ständige Begleiter in Ihrem Leben sind. Sie werden lernen, dass Sie Beschwerden vermeiden können, allein indem Sie Ihre innere Haltung zu den Dingen verändern. Möglicherweise wird das nicht von heute auf morgen gehen, es ist ein Entwicklungsprozess. Aber es lohnt sich, heute damit zu beginnen.

Im Praxisteil wird ab **Seite 44** jeder Energiepunkt in körperliche und in psychische Aspekte der Beschwerde eingeteilt. Es ist interessant, das eigene Leben anzuschauen und sich zu fragen: Welche psychischen Gesichtspunkte, die dort aufgelistet sind, passen zu den körperlichen Beschwerden, unter denen ich leide? Was bereitet mir Kopfschmerzen, was lastet auf meinen Schultern, was macht mich verschnupft, was geht mir an die Nieren, was schnürt mir den Hals zu, was liegt mir im Magen, was raubt mir den Schlaf? Versuchen Sie jetzt aber nicht krampfhaft, zu jeder Krankheit sofort die entsprechende psychische Ursache zu finden oder zu konstruieren. Strömen Sie einfach den Energiepunkt, der zu Ihrer Beschwerde passt. Das ist erst einmal das Wichtigste. Der Rest, so werden Sie schon bald spüren, kommt dann mit der Zeit ganz von allein.

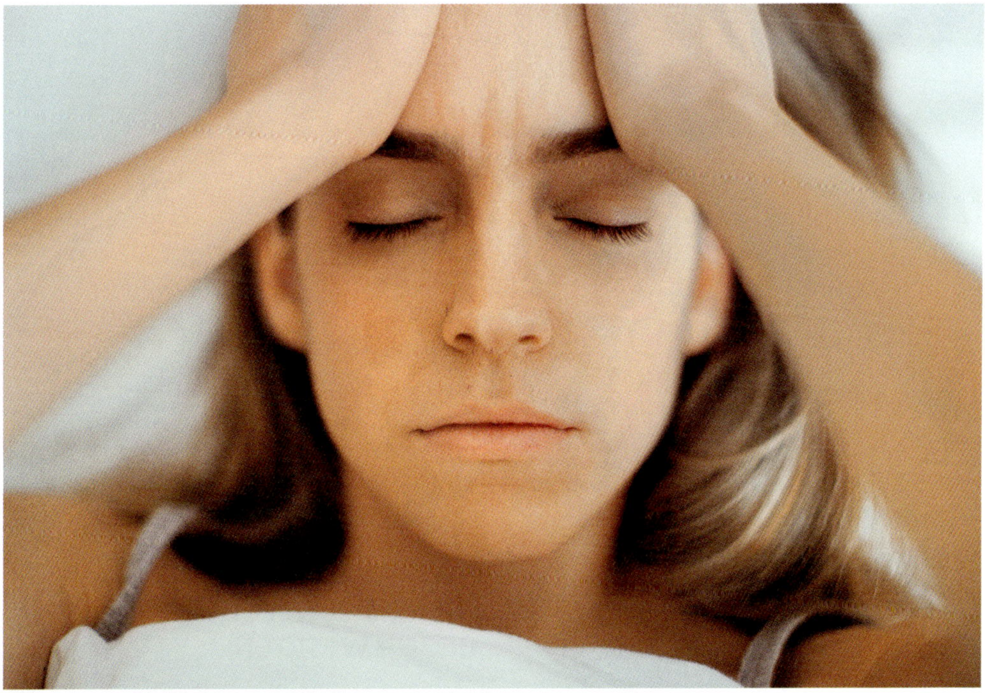

Hören Sie frühzeitig auf die Signale Ihres Körpers und warten Sie nicht, bis der Druck überhandnimmt. Wer rechtzeitig die passenden Energiepunkte strömt, hat die besten Chancen, das Fortschreiten der Energieblockaden aufzuhalten.

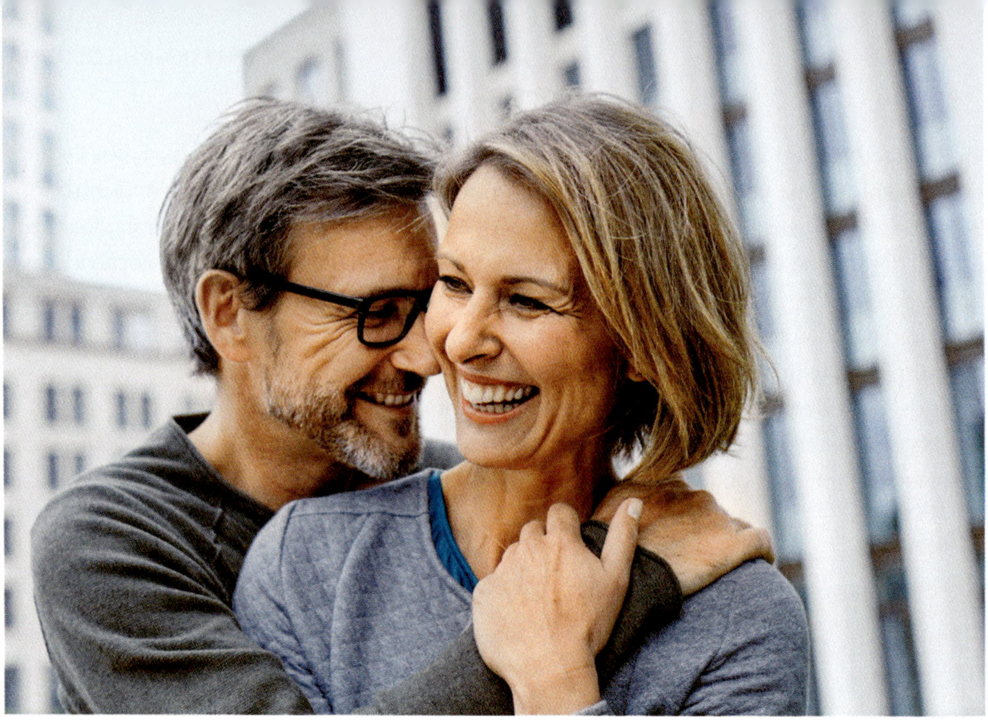

STRÖMEN: DIE BESTE GESUNDHEITSVORSORGE

Energieblockaden lösen, die Lebensenergie in Fluss bringen, Harmonie herstellen beziehungsweise dafür sorgen, dass das innere Gleichgewicht erhalten bleibt – diese Fähigkeiten stecken in jedem von uns, jederzeit einsetzbar. Sie brauchen nur Ihre Hände und täglich ein paar Minuten Zeit, um sich selbst oder anderen zu helfen. Beim Strömen gibt es keinen vorgeschriebenen Therapieplan, denn viele Wege führen zum Ziel. Experimentieren Sie und hören Sie auf Ihr Gefühl.

HILFE BEI ALLEN BESCHWERDEN

Ob Ihnen Stimmungsschwankungen zu schaffen machen, ein Ziehen im Kopf oder eine schlimme Migräne, ob Sie nach einem üppigen Essen ein quälendes Völlegefühl verspüren, mit einer Darmgrippe im Bett liegen oder gar an einem Magengeschwür leiden, ob Sie Rückenschmerzen oder sich das Bein gebrochen haben: Strömen ist immer hilfreich. Da es die Lebensenergie durch den Körper fließen lässt, wirkt es auf allen Körperebenen. So werden sämtliche Zellen und Gewebsschichten besser versorgt, der Stoffwechsel wird angeregt, das vegetative Nervensystem gestärkt und der Körper effektiv entgiftet. Beispielsweise lindert Jin Shin Jyutsu auf der organischen Ebene Lungen-, Magen-, Darm- und Blasenbeschwerden. Im physischen Bereich wirkt es auf den gesamten Bewegungsapparat. Auf der psychischen Ebene hilft Strömen bei Stress, Ärger, Antriebslosigkeit, Trauer, Ängsten und Sorgen sowie dem Gefühl der Überlastung. Negative Gedanken lösen sich auf, Gelassenheit und Freude können sich wieder einstellen und mit ihnen entsteht neues Selbstbewusstsein, Selbstvertrauen, Mut und Zuversicht.

Ohne Nebenwirkungen

Egal, welche Beschwerden Sie behandeln: Jin Shin Jyutsu wirkt sich immer positiv auf Körper und Psyche aus, ohne unerwünschte Nebenwirkungen. Wenn Sie regelmäßig strömen, werden Sie feststellen, dass sich auch andere Beschwerden, die Sie gar nicht behandelt haben, verbessern oder sogar ganz verschwinden. So berichten beispielsweise viele, die sich regelmäßig Energiepunkt 4 gegen Kopfschmerzen strömen, dass auch ihre Sehkraft wieder zunimmt – kein Wunder, denn dieser Energiepunkt harmonisiert auch den Energiefluss der Augen.

Wichtig: Jin Shin Jyutsu ersetzt nicht den Arzt

Jin Shin Jyutsu bringt Energien ins Gleichgewicht und aktiviert so Heilungsprozesse. Die ärztliche Untersuchung, Diagnose und Behandlung soll durch diese Heilkunst nicht ersetzt, jedoch immer unterstützt werden. Lassen Sie sich deshalb bei ernsthaften beziehungsweise anhaltenden Beschwerden stets gründlich untersuchen. Bei zahlreichen akuten gesundheitlichen Problemen oder langwierigen Beschwerden ist medizinische Hilfe ohnehin unerlässlich.

Sich belebt fühlen – eines der vielen Geschenke, die Jin Shin Jyutsu bereithält.

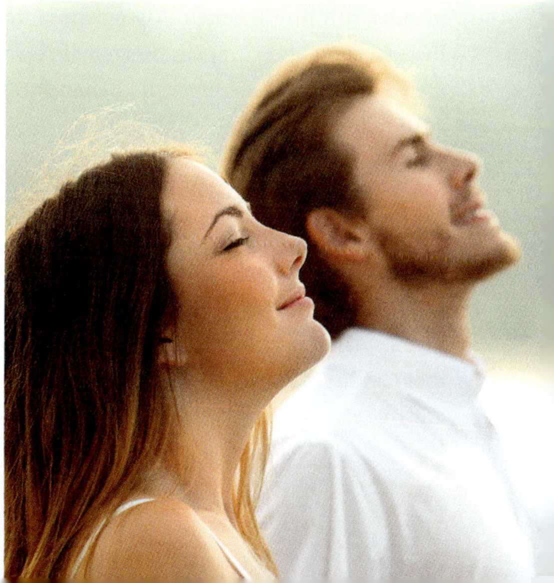

OFT GEFRAGT

Sie können beim Strömen nichts falsch machen und werden immer positive Wirkungen erzielen. Doch so einfach Jin Shin Jyutsu auch ist – es ergeben sich doch manche Fragen. Hier die wichtigsten:

WAS, WENN ICH DIE FINGER NICHT GENAU AUF DEN PUNKT GELEGT HABE?

Auch dann wird sich im Körper Energie harmonisieren. Weil jeder Punkt einen Radius von etwa 7 Zentimetern hat, macht es nichts, wenn sich die Finger nicht ganz exakt auf dem Energiepunkt befinden.

DARF ICH MICH UND ANDERE AUCH OHNE VORKENNTNISSE STRÖMEN?

Ja, weil Sie wirklich nichts falsch machen können. Achten Sie aber darauf, dass Sie niemanden mit Ihrem neuen Wissen vor lauter Begeisterung überrumpeln. Fragen Sie immer erst, ob Ihr Gegenüber die Behandlung auch möchte.

MUSS ICH MIT EINER ERSTVERSCHLIMMERUNG RECHNEN?

Während der Strömbehandlung ist es manchmal möglich, dass sich Schmerzen verstärken. Es kann auch sein, dass ein unangenehmes Gefühl in manchen Körperregionen auftritt, etwa ein starkes Kribbeln oder Ziehen. Diese Symptome bessern sich meist schon während des Strömens und hören in der Regel mit Abschluss der Behandlung ganz auf. Eine klassische Erstverschlimmerung wie in der Homöopathie gibt es beim Strömen jedoch nicht.

GIBT ES FÄLLE, IN DENEN MAN NICHT STRÖMEN DARF?

Nein. Weil Strömen absolut keine Nebenwirkungen hat, kann es in jedem Fall angewendet werden. Bei einem einfachen Schnupfen ebenso wie in der Schwangerschaft, unterstützend bei Notfällen, Krebs, akuten und chronischen Krankheiten. Strömen ersetzt jedoch nie die Behandlung durch den Arzt!

WIE GEHE ICH MIT KÖRPERLICHEN REAKTIONEN BEIM STRÖMEN UM?

Spüren Sie während der Behandlung Schmerzen, heftiges Kribbeln, Ziehen oder andere unangenehme Reaktionen, so ist das ein Zeichen dafür, dass sich der Energiepunkt öffnet und sich Blockaden lösen. Wenn Sie es aushalten, strömen Sie so lange weiter, bis diese

Gefühle nachlassen. Wird es unerträglich, lassen Sie den Punkt einfach los. Nach wenigen Minuten ist nichts mehr zu spüren. Übrigens: Nicht jeder Körper reagiert auf diese Weise. Viele Patienten berichten von angenehmen Gefühlen während des Strömens oder nach der Behandlung. Sie fühlen sich leichter und empfinden eine wohlige Wärme oder auch eine angenehme Kühle.

LASSEN SICH AUCH SCHWERE KRANKHEITEN DURCH STRÖMEN BEHANDELN?

Mit Jin Shin Jyutsu ist es durchaus möglich, selbst schwere Krankheiten positiv zu beeinflussen. Dafür ist jedoch die Unterstützung durch einen ausgebildeten Jin Shin Jyutsu-Therapeuten ratsam.

KOMMEN MEINE BESCHWERDEN WIEDER, WENN ICH NICHT MEHR STRÖME?

Wenn die Ursache noch nicht behoben ist, werden die Beschwerden wiederkommen. Dann müssen Sie erneut die Punkte strömen. Oft ist es auch hier sinnvoll, einen Jin Shin Jyutsu-Therapeuten aufzusuchen, der bei der Suche nach Ursachen behilflich ist.

MUSS ICH DIE STRÖMANLEITUNG IMMER GENAU BEFOLGEN?

Wenn es heißt, dass beispielsweise die rechte Hand auf dem rechten Energiepunkt 15, die linke auf dem linken Energiepunkt 15 liegt, so sollte man diese Anleitung auch befolgen. Denn auf diese Weise, so ergaben Jiro Murais Forschungen, wird die Energie am besten fließen. Wenn Sie aber einen bestimmten Energiepunkt besser mit der anderen Hand erreichen, so strömen Sie ruhig, wie es für Sie am bequemsten ist. Die Energie fließt trotzdem, sie braucht nur länger, um Blockaden zu lösen.

UNTERSCHEIDEN SICH ENERGIEBAHNEN UND BLUTBAHNEN VONEINANDER?

Ja, die Energiebahnen durchfließen zwar auch die Blutbahnen, stellen aber ein eigenständiges System dar.

NEHMEN SIE WARNSIGNALE IMMER ERNST

Krankheiten kommen meist nicht aus heiterem Himmel. Ignorieren Sie es nicht, wenn Sie sich unwohl fühlen, sondern beginnen Sie, sich zu strömen – auch parallel zu einer schulmedizinischen Behandlung. Da Jin Shin Jyutsu auf Körper, Geist und Seele wirkt, können Sie den Energiefluss im Körper harmonisieren und damit verhindern, dass sich Schlimmeres entwickelt. Mit der Zeit schätzen Sie Ihre eigene Befindlichkeit immer besser ein und lernen, wie Sie den Anfängen wehren.

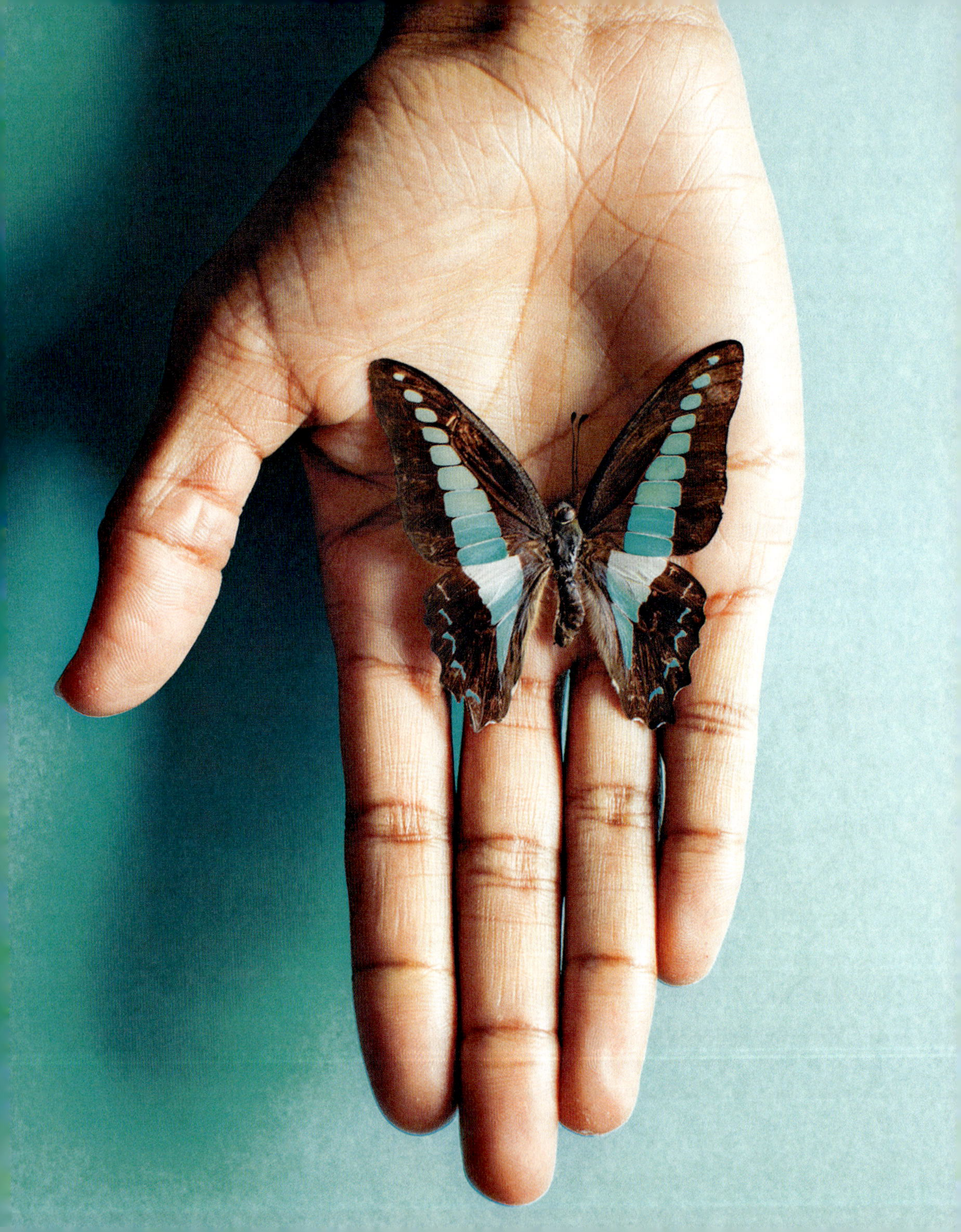

HEILEN MIT SANFTEN BERÜHRUNGEN

Strömen lindert Beschwerden und bringt Entspannung, Vitalität und Wohlbefinden. Überzeugen Sie sich nun von der verblüffend einfachen Technik des Jin Shin Jyutsu. Behandeln Sie sich selbst.

EINFACH HAND ANLEGEN
30

DAS STRÖMEN DER FINGER
34

DAS STRÖMEN DER ENERGIEPUNKTE
40

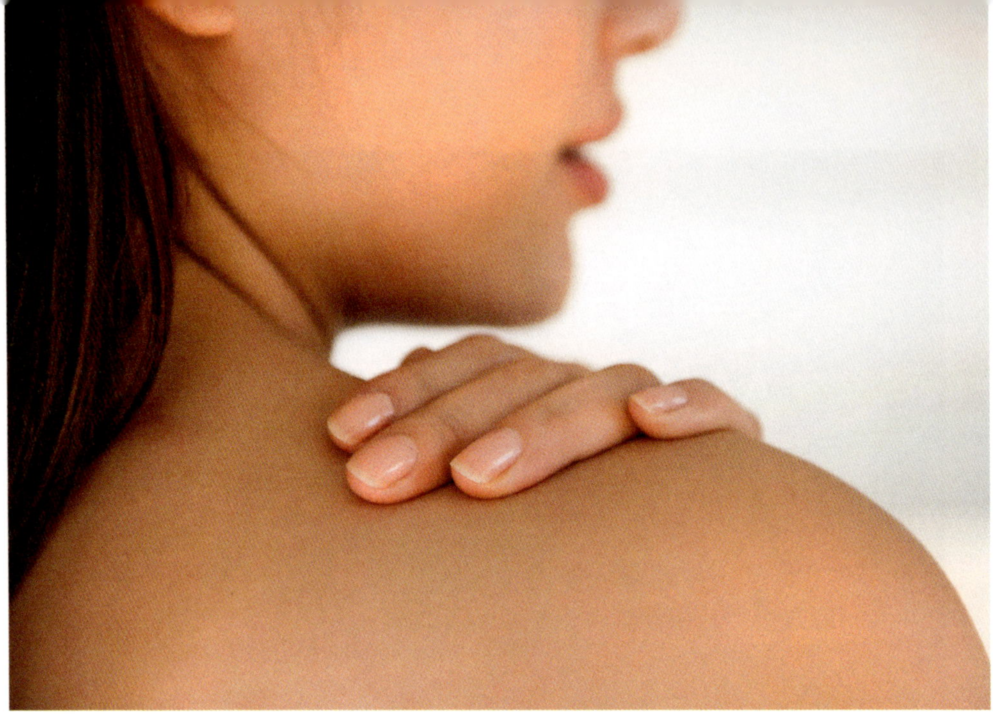

EINFACH HAND ANLEGEN

In diesem Kapitel erfahren Sie alles Wissenswerte über die ersten Schritte des Strömens. Sie werden überrascht sein, wie einfach die Anwendung von Jin Shin Jyutsu ist. Jeder kann ohne Vorkenntnisse mit dem Strömen beginnen – es ist wahrhaft kinderleicht. Sie können es sofort bei sich selbst und auch bei anderen anwenden. Sie brauchen nur Ihre Finger auf die Energiepunkte zu legen. Vergessen Sie dabei jedoch nicht: Das Strömen ersetzt nicht den Arztbesuch.

DIE GRUNDLAGEN

Es gibt zwei Möglichkeiten des Strömens: zum einen das Halten bestimmter Energiepunkte auf dem Körper, wie es ab **Seite 40** beschrieben wird, zum anderen das Halten

eines Fingers, das ab **Seite 34** erklärt wird. Fingerströmen ist immer sinnvolle Erste Hilfe, weil man die Hände jederzeit und überall ganz einfach erreichen kann – und übrigens bei Bedarf auch ganz unauffällig. Das Halten der Energiepunkte, die sowohl auf der Vorder- als auch auf der Rückseite des Körpers liegen, ist dagegen gezielter und wirkt somit intensiver auf die Beschwerden.
Anders als bei manuellen Therapien, etwa bei Akupressur, werden die Energiepunkte beim Strömen weder gedrückt noch massiert. Ihre Finger liegen nur leicht auf dem entsprechenden Energiepunkt, um die nötige Starthilfe zu geben und Blockaden aufzulösen. Strömen Sie einen Finger, so umschließen Sie diesen sanft mit allen Fingern der anderen Hand und halten ihn locker.

Strömen ist nie verkehrt

Es wurde schon mehrfach gesagt und kann nicht oft genug wiederholt werden: Sie können beim Strömen einfach nichts falsch machen. Egal, welche Strömsequenz Sie benutzen, es wird immer blockierte Energie ins Fließen gebracht. Selbst wenn Sie nicht die richtigen Energiepunkte ausgewählt haben, wird sich das Strömen positiv auf Ihr gesamtes Energieniveau auswirken. Lassen Sie sich einfach darauf ein, richten Sie Ihre gesamte Aufmerksamkeit nach innen und spüren Sie, was geschieht.

WANN ZUM JIN SHIN JYUTSU-THERAPEUTEN?

Dieses Buch zeigt nur einen Teil der Möglichkeiten von Jin Shin Jyutsu auf, denn es soll diese Heilkunst für jeden ohne besondere Vorkenntnisse verständlich und anwendbar machen. Unser Ratgeber ist vor allem für die schnelle Hilfe bei Alltagsbeschwerden gedacht und als nützlicher Begleiter für die aktive persönliche Gesundheitsvorsorge.
Wenn Beschwerden immer wieder auftreten oder chronisch sind, ist es sinnvoll, sich in Ergänzung zum Arztbesuch auch an einen ausgebildeten Jin Shin Jyutsu-Therapeuten zu wenden. Nach einer genauen Bestimmung des Energiehaushaltes behandelt er mit speziellen Organ-, Tiefen- und Öffnungsströmen. Diese Spezialströme setzen sich aus einer bestimmten Abfolge von Griffkombinationen zusammen, mit denen sich auch tiefer liegende Blockaden auflösen lassen. Oft gelingt dies einem Therapeuten schon innerhalb von wenigen Sitzungen. Bei umfangreicheren Störungen benötigt er mitunter mehrere Wochen für die Behandlung. Unterstützend gibt ein guter Therapeut seinen Klienten eine genaue Anweisung, welche Punkte sie zu Hause strömen können.
Hinweise, wo Sie Adressen von Jin Shin Jyutsu-Praktikern in Ihrer Nähe finden, gibt es im Anhang auf **Seite 123**.

Drei Minuten helfen schon

Sie können sich strömen, sooft Sie Lust und Zeit haben. Also nicht nur dann, wenn Beschwerden Sie plagen, sondern auch vorbeugend, um gesund zu bleiben. Schon drei Minuten täglich fördern die Gesundheit. Das ist auch die Zeitspanne, die Ihre Finger mindestens auf einem Energiepunkt liegen sollten. Dabei harmonisiert jede weitere Minute den Energiefluss noch mehr.

Bei akuten und chronischen Beschwerden wäre eine Stunde Strömen pro Tag optimal. Wem diese Zeitspanne zu lang ist, strömt mehrmals täglich etwa 15 Minuten.

Strömen kann man überall

Sie können sich an jedem Ort und zu jeder Zeit mit Jin Shin Jyutsu behandeln. Denn viele Energiepunkte und insbesondere die Finger lassen sich ganz unbemerkt strömen: beispielsweise beim Busfahren oder in einer Konferenz. Für Energiepunkte am Körper, die nicht so einfach zu erreichen sind, machen Sie es sich zu Hause bequem, im Sitzen oder im Liegen, was Ihnen behagt. Haben Sie sich erst einmal mit dieser Heilkunst vertraut gemacht, werden Sie schon bald spüren, dass tägliches Strömen Ihnen hilft, auf Dauer fit und gesund zu bleiben.

Was die Anwendung von Jin Shin Jyutsu zusätzlich erleichtert: Energie fließt durch Kleidung, Schuhe, Schienen, dicke Verbände und sogar durch Gips. Sie durchdringt jedes Material. Zum Strömen brauchen Sie sich also nicht einmal auszuziehen. Legen Sie Ihre Finger einfach auf die Kleidung.

Was Sie spüren können

Beim Halten oder beim Auflegen der Finger auf die Energiepunkte spüren die meisten erst einmal Wärme. Viele Patienten haben auch das Gefühl, es durchfließe sie ein sanfter elektrischer Strom. Manche Menschen spüren einen kurzen intensiven Schmerz, der sich aber nicht unbedingt an der Stelle der Beschwerden bemerkbar machen muss. Ebenso ist es möglich, dass es sich anfühlt, als würden sich Wirbel oder Gelenke wieder einrichten, Bänder oder Muskeln wieder in die richtige Spannung kommen. Oft wird ein Energiepunkt richtig heiß, häufig kribbelt es leicht, manchmal auch stark. Das Auflösen der Blockaden zeigt sich unter Umständen als ein ziehendes oder fließendes Gefühl im Körper. Pulsieren beide Energiepunkte unter Ihren Fingern dann gleichmäßig, so wissen Sie, dass die Energie wieder im Fluss ist.

Und wenn sich nichts tut?

Viele Strömanfänger können zunächst das Pulsieren der Energiepunkte noch nicht wahrnehmen. Regelmäßiges Strömen hilft, mit der Zeit auch leise Reaktionen zu spüren und den Energiefluss zu fühlen.

Es kann vorkommen, dass die Energie im Körper stark blockiert ist. Der Energiepunkt lässt sich dann nicht sofort öffnen. Wenn Sie also während des Strömens das Gefühl ha-

36 BEWUSSTE ATEMZÜGE FÜR FRISCHE ENERGIE

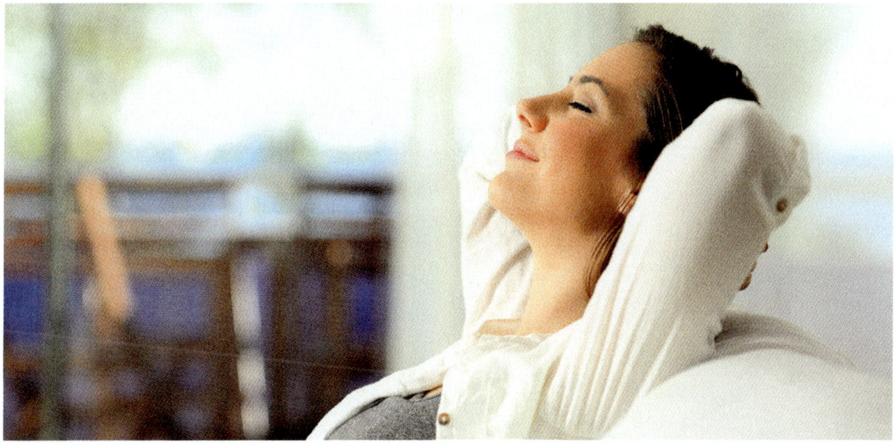

Auch das Atmen ist ganz wesentlich für einen harmonischen Energiefluss. Zusätzlich zum Strömen der Energiepunkte empfiehlt Mary Burmeister täglich 36 bewusste Atemzüge, um sämtliche Körperfunktionen wieder ins Gleichgewicht zu bringen. Angestaute negative Energie, wie etwa Stress oder Angst, fließt beim Ausatmen auf der Körpervorderseite nach unten. Dabei lösen sich Blockaden. Die frische Energie fließt beim Einatmen über den Rücken nach oben.

Und so wird's gemacht: Setzen Sie sich bequem und entspannt hin. Beginnen Sie mit einem langen Ausatmen, um alles Unangenehme loszulassen. Fühlen Sie, wie nun alle Spannung über die Vorderseite aus dem Körper herausfließt: Die Schultern gehen dabei locker nach unten. Sie spüren die Entspannung auch in der Brust, im Bauch bis hinunter zu den Füßen. Nun atmen Sie tief ein. Spüren Sie, wie neue, belebende Energie über den Rücken aufsteigt, den Körper durchfließt und ihn stärkt. Wenn Ihnen 36 Atemzüge auf einmal zu viel sind, können Sie diese Übung auch aufteilen – zum Beispiel in täglich viermal 9 Atemzüge.

ben, dass Ihr Körper gar nicht reagiert, probieren Sie einfach den sogenannten Öffnungsgriff aus. Sie finden ihn jeweils als Stichwort unter den einzelnen Energiepunkten aufgeführt, die ab **Seite 44** beschrieben werden. Selbst wenn Sie weiterhin nichts spüren, bleiben Sie am Ball. Ihre Beschwerden bessern sich auf jeden Fall und das Gefühl für den Fluss Ihrer Energie wird sich im Laufe der Zeit zunehmend einstellen.

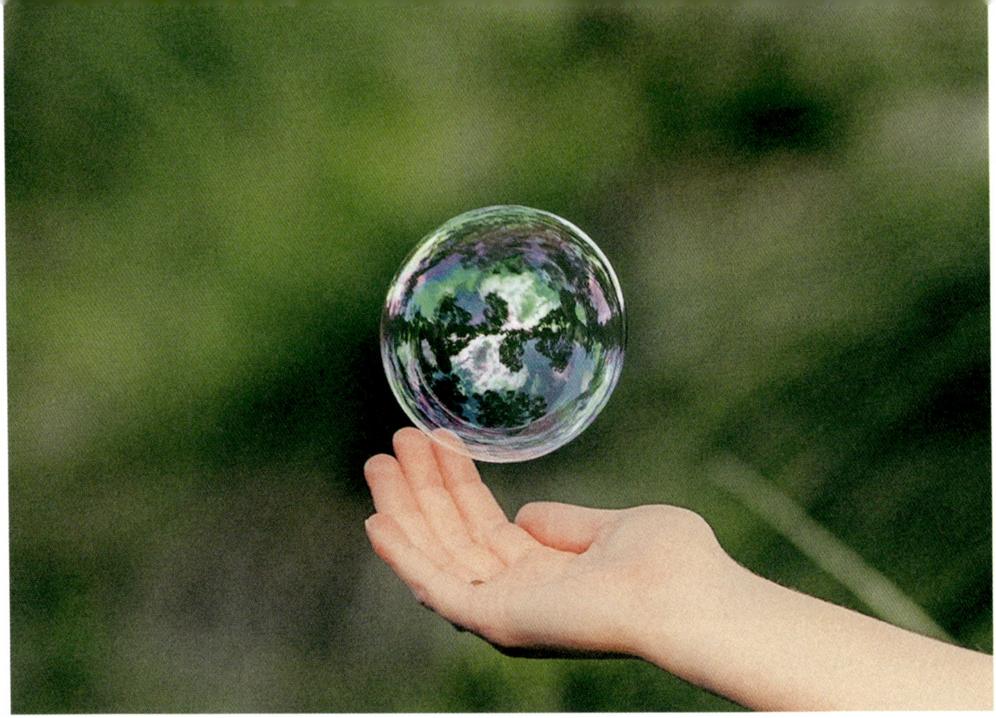

DAS STRÖMEN DER FINGER

Über die Finger lassen sich alle Energiepunkte erreichen. Fingerströmen ist immer sinnvoll: zur Gesundheitsvorsorge, gegen Beschwerden im Anfangsstadium, als Kurzgriff bei Krankheiten und unterwegs. Über die Finger können Sie sich schneller orientieren als über die Energiepunkte. Denn statt unter 26 Punkten haben Sie nur unter fünf Fingern auszuwählen, wobei stets der rechte und der linke Finger geströmt werden. Oft sind sie die praktische Alternative, weil sie leichter erreichbar sind als manche Energiepunkte.

DIE FINGER ALS REPRÄSENTANTEN

Jedem Finger ist eine bestimmte Organ-Energie zugeordnet (**siehe Seite 20**). Man

erreicht über die Finger aber nicht nur das entsprechende Organ, sondern auch sämtliche Bereiche des Körpers, die mit dieser Organ-Energie versorgt werden.
Wir wollen hier noch einmal in Erinnerung rufen, dass die Jin Shin Jyutsu-Philosophie davon ausgeht, dass fünf Einstellungen den Energiefluss reduzieren oder blockieren. Das sind Sorge, Angst, Wut, Kummer und Verstellung. Der Daumen repräsentiert die Sorge, der Zeigefinger die Angst, der Mittelfinger die Wut, zum Ringfinger gehören Kummer und Trauer und zum kleinen Finger Verstellung – also etwa wenn Sie Dinge machen, die Sie nicht von Herzen tun möchten. Werden diese Einstellungen zur Grundhaltung, können sie krank machen.
Weil sich Einstellungen durch Jin Shin Jyutsu positiv beeinflussen lassen, lohnt es sich, die Finger möglichst jedes Mal sofort zu strömen, sobald Ihnen Sorge, Angst, Wut, Kummer und Verstellung im Alltag begegnen.
Wenn Sie sich also zum Beispiel das nächste Mal über irgendjemanden oder irgendetwas ärgern, halten Sie sich Ihre Mittelfinger nacheinander je mindestens drei Minuten. Vielleicht werden Sie beim Strömen spüren, wie Ihr Ärger oder Ihre Wut sich allmählich verflüchtigt und Sie wieder klar denken, fuhlen und handeln können.
Gleichzeitig harmonisiert das Strömen der Finger immer auch die Organe, die mit der jeweiligen Einstellung in Verbindung stehen. Beim Beispiel Mittelfinger sind es Leber und Galle. So lässt sich dann mithilfe von Jin Shin Jyutsu auch vermeiden, dass man sich so sehr ärgert, dass einem, wie es umgangssprachlich heißt, »die Galle hochkommt«.

GEZIELT STRÖMEN

Auf den folgenden Seiten erfahren Sie, welcher Finger bei welchen körperlichen Beschwerden beziehungsweise psychischen Belastungen geströmt wird. Sie lesen auch, über welchen Finger Sie welche der 26 Energiepunkte erreichen können. Wenn Sie unterwegs sein sollten und keine Möglichkeit zum Nachschlagen haben, welcher Finger für Ihre Beschwerden gerade der richtige ist, dann strömen Sie einfach alle Finger an beiden Händen der Reihe nach oder lassen Sie ganz einfach Ihre Intuition entscheiden.

SCHNELLE VORSORGE

Wer täglich jeden Finger drei Minuten strömt, hat in dieser halben Stunde etwas für seinen gesamten Körper und seine Psyche getan – das ist die schnellste und einfachste Gesundheitsvorsorge. Umschließen Sie dazu nacheinander jeden Finger, den Sie gerade strömen möchten, locker mit den Fingern der anderen Hand, wie es die Bilder auf den folgenden Seiten zeigen.

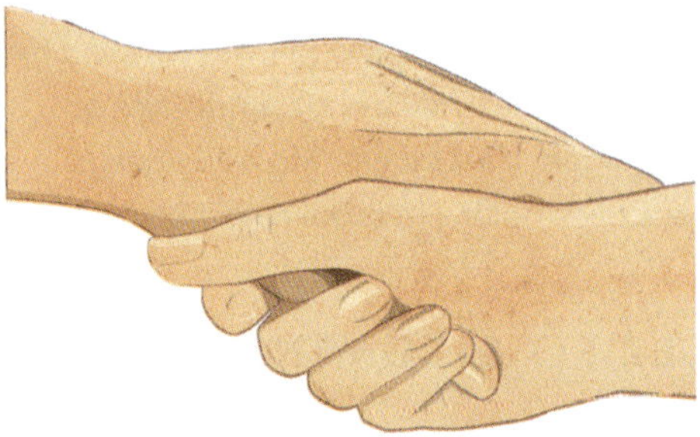

DER DAUMEN

Magen-Milz-Energie: Sorge

Wenn wir Sorge haben, dass wir etwas nicht schaffen könnten, drücken wir die Daumen, kleine Kinder nuckeln bei Sorgen an ihm.

Über die Daumen erreicht man die Energiepunkte 1, 9, 16, 19, 21.

HILFT DEM KÖRPER BEI

- Gewichtsproblemen
- Fußbeschwerden
- Schulterproblemen
- Magen- und Milzbeschwerden
- Spannungskopfschmerz
- Verdauungsproblemen
- Sodbrennen
- Wirbelsäulenproblemen mit dem 1. Halswirbel, 1. Brustwirbel, 7. Brustwirbel und 1. Lendenwirbel

HILFT DER PSYCHE

- bei Sorgen um sich und andere
- bei Zwanghaftigkeit

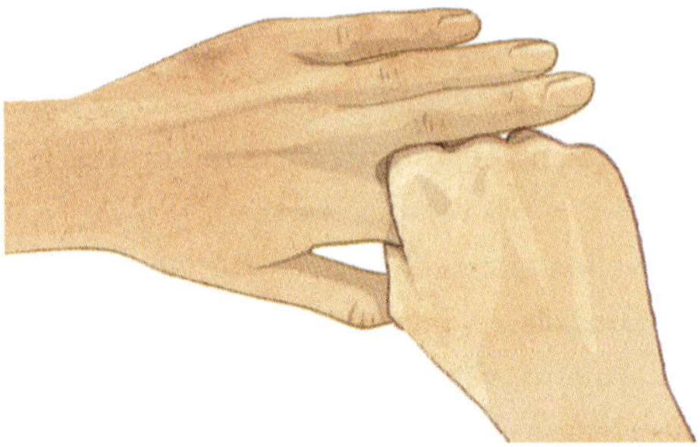

DER ZEIGEFINGER

Blasen-Nieren-Energie: Angst

Angst steht in Verbindung mit der Blasen-Nieren-Energie. Man kann »sich vor Angst in die Hose machen«.

Über die Zeigefinger erreicht man die Energiepunkte 5, 8, 10, 11, 22.

HILFT DEM KÖRPER BEI

- Blasen- und Nierenproblemen
- zu hohem und zu niedrigem Blutdruck
- Hörproblemen, etwa Tinnitus
- Problemen mit den Knochen und dem Knochenmark
- Problemen mit Zähnen und Zahnfleisch
- Wirbelsäulenproblemen mit dem 2. Halswirbel, 2. Brustwirbel, 8. Brustwirbel sowie 2. Lendenwirbel

HILFT DER PSYCHE

- bei großen und kleinen Ängsten
- bei Zeitproblemen, Perfektionismus
- bei Stress, kreisenden Gedanken

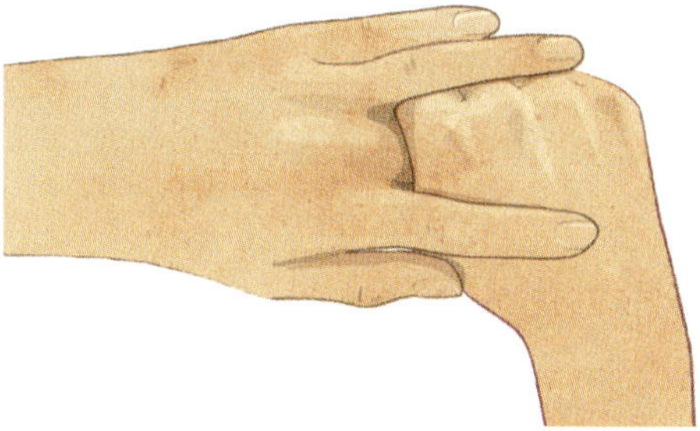

DER MITTELFINGER

Leber-Gallen-Energie: Wut

Die Leber-Gallen-Energie kommt aus der Balance, wenn uns »eine Laus über die Leber gelaufen ist« oder »die Galle hochkommt«.

Über die Mittelfinger erreicht man die Energiepunkte 3, 6, 12, 13, 25.

HILFT DEM KÖRPER BEI

- Armbeschwerden, Hüftproblemen
- Problemen im Brustkorb
- Fieber, Halsschmerzen, Migräne
- Störungen der Fortpflanzungsorgane
- Beschwerden mit den Füßen
- Leber- und Gallenproblemen
- Nackenbeschwerden, Rückenbeschwerden
- Problemen mit dem 3. Halswirbel, 3. und 9. Brustwirbel sowie 3. Lendenwirbel

HILFT DER PSYCHE

- bei Frustration, Ärger abzubauen
- Hassgefühle zu überwinden
- bei Unentschlossenheit

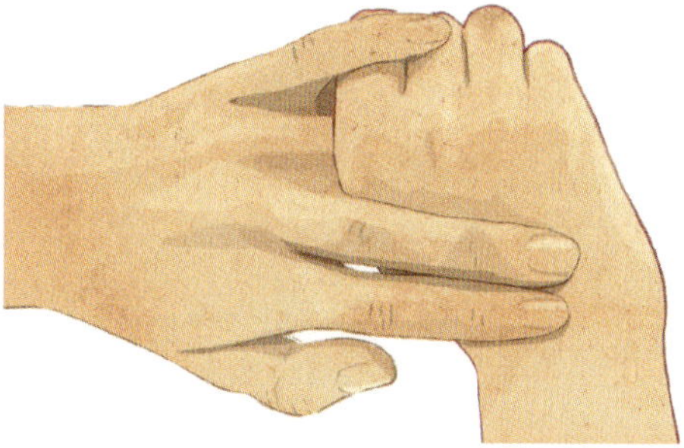

DER RINGFINGER

Lungen-Dickdarm-Energie: Kummer und Trauer

Der Ringfinger steht für Loslassen und hilft zum Beispiel auch, Trauer, Leid und Schmerz aus der Vergangenheit zu klären.

Über die Ringfinger erreicht man die Energiepunkte 2, 4, 7, 14, 17.

HILFT DEM KÖRPER BEI

- Allergien
- Problemen mit den Bronchien, der Lunge und der Atmung
- Problemen mit dem Dickdarm
- Verdauungsbeschwerden
- Problemen mit den Beinen
- Rückenbeschwerden
- Wirbelsäulenproblemen mit dem 4. Halswirbel, 4. Brustwirbel, 10. Brustwirbel und 4. Lendenwirbel

HILFT DER PSYCHE

- bei Traurigkeit, Trauer loszulassen

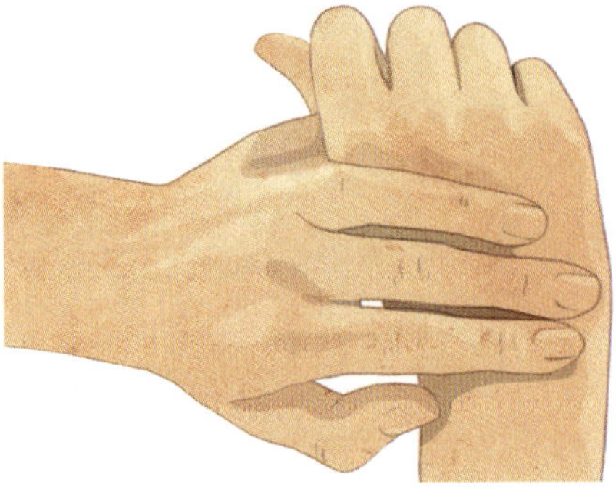

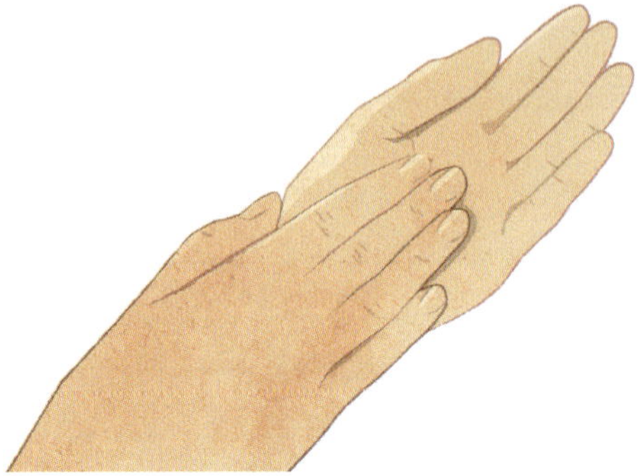

DER KLEINE FINGER

Herz-Dünndarm-Energie: Verstellung

Wenn wir Dinge tun, die nicht von Herzen kommen, lachen, obwohl uns zum Weinen ist, dann verstellen wir uns.

Über die kleinen Finger erreicht man die Punkte 15, 18, 20, 23, 24.

HILFT DEM KÖRPER BEI

- hohem und niedrigem Blutdruck
- Herz- und Dünndarmproblemen
- Gleichgewichtsstörungen
- der Heilung von Knochen und Wunden
- Nerven- und Ohrenproblemen
- Wirbelsäulenproblemen mit dem 5., 6. und 7. Halswirbel, 5. Brustwirbel, 11. Brustwirbel sowie 5. Lendenwirbel

HILFT DER PSYCHE

- bei übertriebenem Bemühen
- wenn man sich übernommen hat

DIE HANDMITTE

Nabel-Zwerchfell-Energie: absolute Verzweiflung

Wenn wir einander die Hände reichen, Hand in Hand spazieren gehen oder beten, dann strömen wir dabei die Handmitte.

Über die Handmitte erreicht man den Energiepunkt 26.

HILFT DEM KÖRPER BEI

- tauben Händen und Füßen
- Problemen mit dem Nabel
- Problemen mit dem Zwerchfell
- Problemen mit der Schilddrüse

HILFT DER PSYCHE

- bei absoluter Verzweiflung
- die Mitte wiederzufinden
- im inneren Gleichgewicht zu bleiben
- das Urvertrauen zu stärken
- Zuversicht zu gewinnen

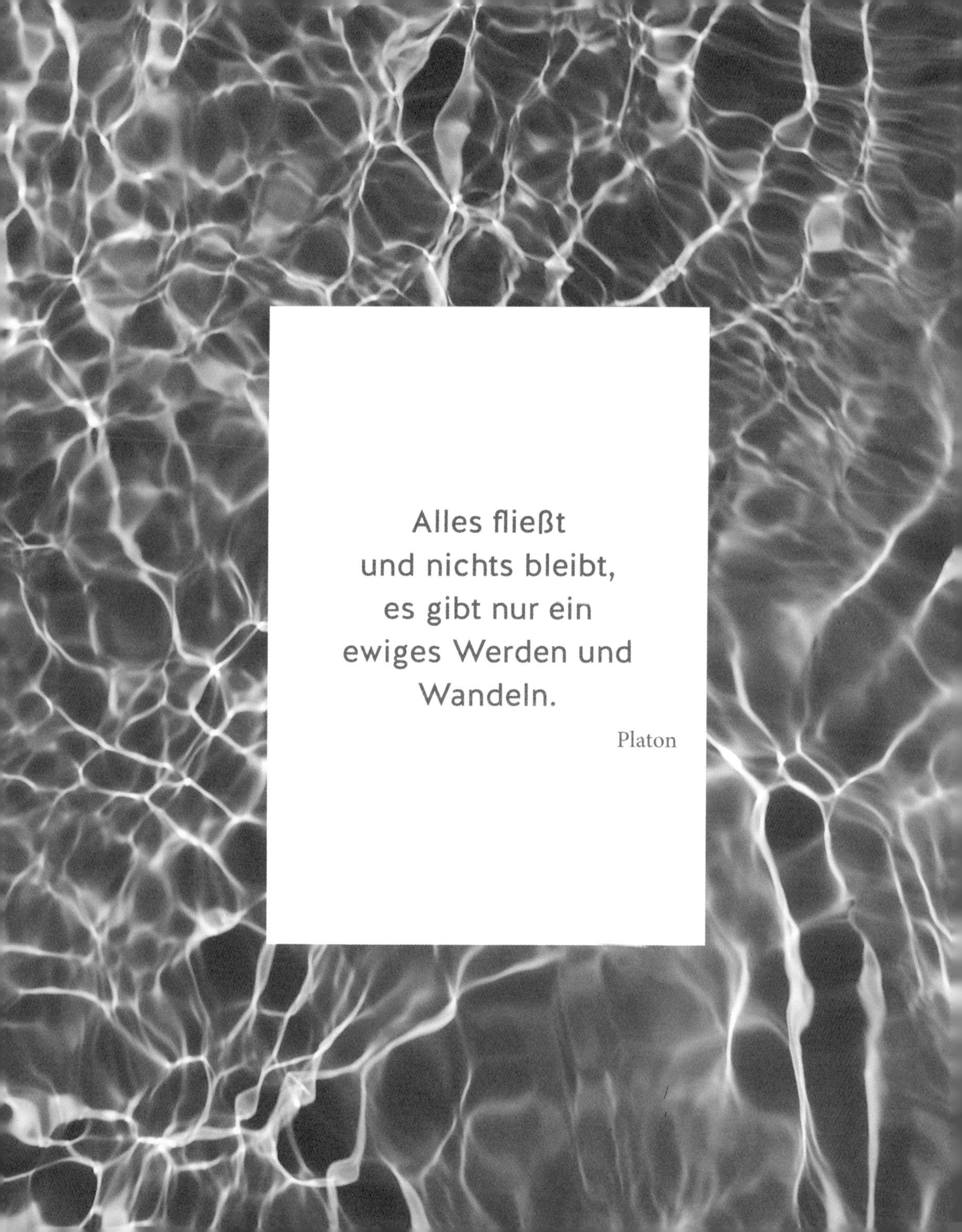

Alles fließt
und nichts bleibt,
es gibt nur ein
ewiges Werden und
Wandeln.

Platon

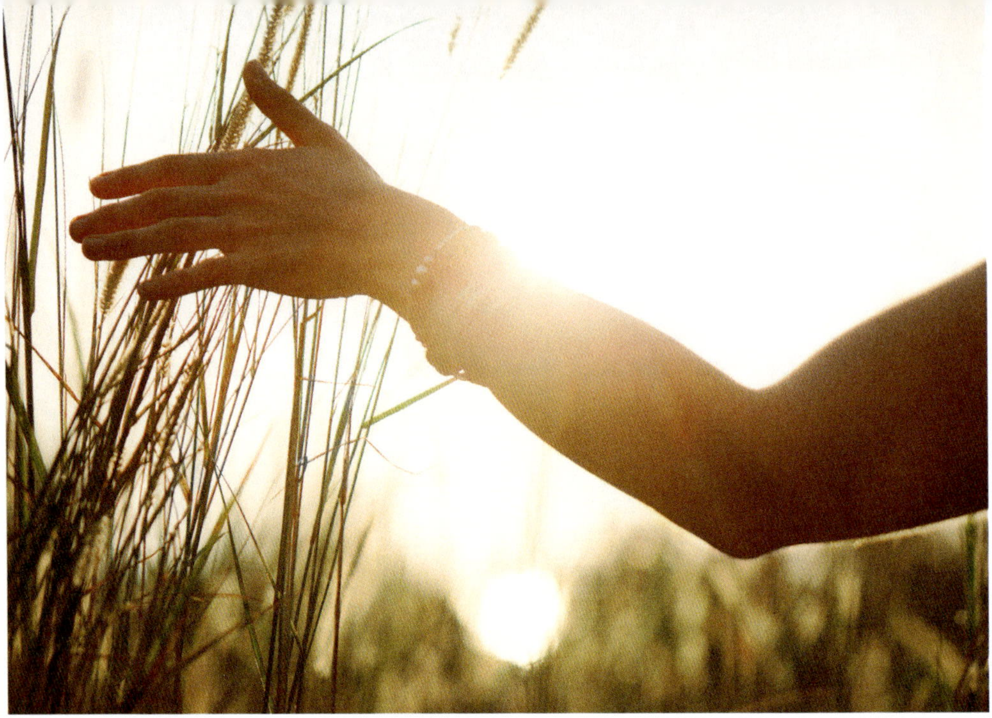

DAS STRÖMEN DER ENERGIEPUNKTE

Jedem der 26 Energiepunkte, die paarweise auf der linken und rechten Körperhälfte liegen (**Übersicht hintere Innenklappe**), werden bestimmte Organe, Körperregionen und Emotionen zugeordnet. Über diese Punkte können Sie Blockaden lösen und viele Beschwerden noch gezielter erreichen und behandeln als über das Strömen Ihrer Finger. Sofern nicht anders angegeben, legen Sie Ihre Hände gleichzeitig auf beide Energiepunkte. In der Regel liegt die rechte Hand auf dem rechten Energiepunkt und die linke Hand auf dem linken.

SO STRÖMEN SIE RICHTIG

Die Energiepunkte strömen Sie, indem Sie die Punkte mit den Fingerspitzen berühren.

Dafür legen Sie einfach alle Finger einer Hand nebeneinander auf den abgebildeten Energiepunkt. Im Idealfall ist der Mittelfinger direkt auf dem Punkt, denn er leistet besonders schnelle Starthilfe. Da der Radius eines Energiepunktes etwa sieben Zentimeter beträgt, brauchen Sie keine Angst zu haben, einen Punkt nicht genau zu treffen.
Wenn sich eine Beschwerde nur auf einer Körperseite manifestiert, so kann Ihnen das einen Hinweis auf die Ursache geben: Probleme auf der linken Körperhälfte haben meist mit alten, solche auf der rechten Seite mit aktuellen Themen zu tun.

Die Energiepunkte reagieren

Sobald Sie ein wenig Strömerfahrung gewonnen haben, werden Sie merken, dass sich der Punkt, den Sie gerade strömen, unter Ihren Fingern meldet. Ein gleichmäßiges Pulsieren beider Energiepunkte sagt Ihnen, dass die Energie wieder im Fluss ist.
Spüren Sie dieses Pulsieren anfangs nicht, dann richten Sie sich einfach nach der Uhr oder auch nach Ihrem Gefühl. Mindestens drei Minuten sollten Sie, wie schon erwähnt, einen Energiepunkt allerdings halten. Im Fall von akuten und genauso von chronischen Beschwerden ist es ratsam, mehrmals täglich je eine Viertelstunde bis zu insgesamt einer Stunde zu strömen. Jin Shin Jyutsu ist übrigens die perfekte Ergänzung zu Homöopathie und anderen naturheilkundlichen Heilmethoden. Auch begleitend zu allen medizinischen Maßnahmen können und sollten Sie ebenfalls strömen – egal ob es sich um Physiotherapie handelt, Osteopathie oder eine medikamentöse Behandlung.

Andere strömen

Sobald Sie Ihre ersten positiven Erfahrungen mit Jin Shin Jyutsu gemacht haben, werden Sie auch andere strömen wollen. Achten Sie darauf, dass derjenige entspannt liegt oder sitzt. Und auch Sie selbst sollten eine bequeme Position einnehmen.
Untergeschobene Kissen sind dabei oft hilfreich. Sie können andere auch strömen, wenn es Ihnen selbst nicht gut geht. Ihnen geht dabei keine Energie verloren. Wenn also die ganze Familie mit Grippe im Bett liegt, ist gegenseitiges Strömen durchaus angesagt.

Strömen Sie sich parallel zu medizinischen und naturheilkundlichen Behandlungen. Damit unterstützen Sie auf jeden Fall den Heilungsprozess.

DAMIT SIE SCHNELL AUF DEN PUNKT KOMMEN

Jeder Energiepunkt ist – ebenso wie jeder Finger – unterteilt in körperliche und in psychische Beschwerdebilder. Für manche Symptome kommen mehrere Punkte infrage. Sie können entweder alle nacheinander strömen und schauen, bei welchem Sie am meisten spüren. Oder Sie suchen unter den Punkten weitere zutreffende Beschwerden und strömen gezielt Punkte, die mehreres abdecken.

SO FINDEN SIE DEN PASSENDEN STRÖMPUNKT

Ein Beispiel: Ihr Nacken ist verspannt. Wenn Sie zu Kopfschmerzen neigen, strömen Sie Punkt 4. Fühlen Sie sich zu den Verspannungen auch leicht vergrippt, ist Punkt 3 die erste Wahl. Werden Sie bei den Symptomen auf der körperlichen Seite nicht fündig, lesen Sie sich die psychischen Aspekte durch. Jiro Murai hat jedem Energiepunkt einen besonderen Namen zugewiesen – etwa »Manager«, »Allgemeinmediziner« oder »Chiropraktiker«. Auch diese Attribute können bei der Suche hilfreich sein. Wer also unter Nackenverspannungen leidet, für den kann auch der »Chiropraktiker« (Energiepunkt 6) die richtige Wahl darstellen.

DREI SONDERPUNKTE

Es gibt drei Energiepunkte, welche auf den folgenden Seiten nicht extra beschrieben werden, die aber gelegentlich für Kombinationsgriffe von Bedeutung sind: die Energiepunkte hohe 1, tiefe 8 und hohe 19. Die Punkte hohe 1 und hohe 19 befinden sich jeweils eine Handbreit über Punkt 1 beziehungsweise Punkt 19. Die tiefe 8 liegt eine Handbreit unter Punkt 8. Sie finden all diese Punkte in der Abbildung in der hinteren Buchklappe übersichtlich dargestellt.

WENN SIE EINEN ENERGIEPUNKT NICHT ERREICHEN

Sie kommen an einen Energiepunkt nicht heran, weil er auf dem Rücken liegt, Sie verspannt sind oder dabei Schmerzen haben? Dann halten Sie erst die eine und dann die andere Körperseite. Wenn das nicht klappt, bitten Sie einen netten Menschen, Sie zu strömen. Oder Sie verwenden als Kurzgriff den entsprechenden Finger oder den Öffnungsgriff (mehr dazu rechts).

ÜBERALL ANWENDBAR: DER KURZGRIFF

Als schnelle Alternative für unterwegs ist der Kurzgriff gedacht: Sie halten dafür einfach nacheinander den rechten und den linken Finger, der dem jeweiligen Energiepunkt zugeordnet ist, den Sie strömen möchten, denn es lassen sich, wie bereits beschrieben, über die Finger alle Energiepunkte erreichen. Eine Übersicht dazu finden Sie auf **Seite 20**.

WENN SICH NICHTS BEWEGT: DER ÖFFNUNGSGRIFF

Sie haben das Gefühl, der Energiepunkt, den Sie strömen, reagiert nicht? Gerade bei Beschwerden, die man schon länger mit sich herumträgt, lässt sich der Energiepunkt oft nicht mehr mühelos öffnen und braucht zusätzlich die Energie von anderen Punkten. Dafür gibt es den Öffnungsgriff. Er kann einmal oder auch mehrmals statt des eigentlichen Energiepunktes geströmt werden.

STRÖMPUNKTE GLEICHSEITIG ODER ÜBER KREUZ HALTEN

Bei den Öffnungsgriffen in der Beschreibung der Energiepunkte auf den folgenden Seiten sowie bei den Strömanleitungen im Kapitel »Beschwerden von A–Z« werden immer zwei Energiepunkte kombiniert.
Steht in der Strömanleitung »gleichseitig halten«, so bedeutet das, es werden gleichzeitig die Energiepunkte derselben Körperseite geströmt. Die Aufforderung »über Kreuz halten« besagt dagegen, dass ein Energiepunkt auf der rechten Körperseite, der andere auf der linken Körperseite gehalten wird.

ERSTE HILFE: HÄNDE AUF DIE SCHMERZSTELLE

Wenn Sie Beschwerden plagen, Sie aber Ihr Buch nicht zur Hand haben: Eine erste Linderung kann es oft schon bringen, wenn Sie beide Hände nebeneinander auf die schmerzende Stelle legen.

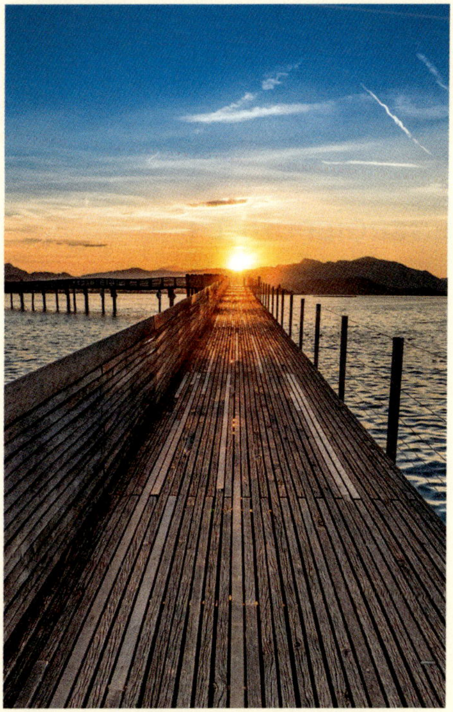

Das Strömen der Energiepunkte öffnet den Weg für Gesundheit, Vitalität und Lebensfreude.

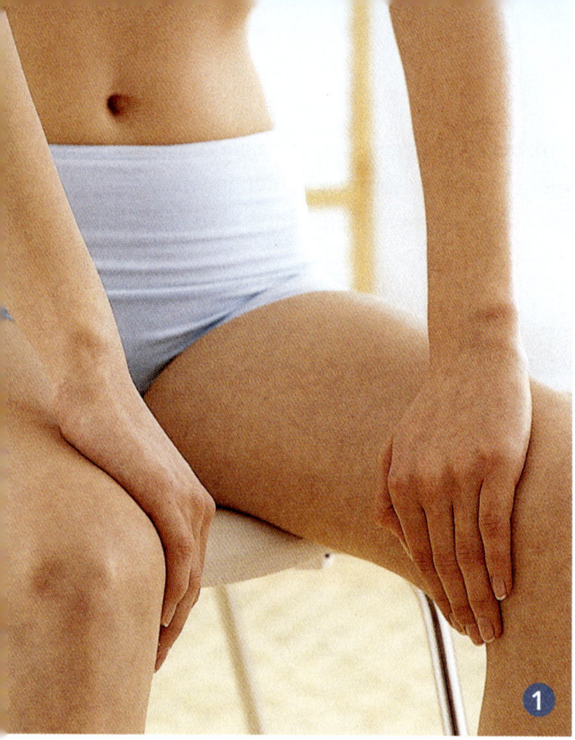

ENERGIEPUNKT 1

Allgemeinmediziner – Urbeweger – allgemeiner Harmonisierer

Energiepunkt 1 steht mit allen anderen Energiepunkten in Verbindung. Er bringt sämtliche Energien in Bewegung und erreicht alle tiefen Schichten des Körpers. Energiepunkt 1 ist zum Beispiel immer dann angesagt, wenn Sie in Lebenssituationen feststecken und nicht weiterwissen.

HILFT DEM KÖRPER BEI

- Atemwegserkrankungen
- Atmungsproblemen
- Bauchproblemen, etwa bei Blähungen oder bei Völlegefühl
- Magen-Darm-Grippe
- Spannungskopfschmerz
- Schluckauf
- Verdauungsproblemen

HILFT DER PSYCHE

- das Selbstbewusstsein zu stärken
- Sorgen loszulassen
- Vergangenes, Festgehaltenes loszulassen
- sich wieder in Bewegung und in Schwung zu bringen
- im Leben vorwärtszugehen

Lage: Energiepunkt 1 befindet sich jeweils an der rechten und linken Innenseite des Knies. (1) Suchhilfe: Beugt man das Knie, entsteht an der Innenseite eine Falte. Dort ist Energiepunkt 1.

Strömanleitung: Die Fingerspitzen der rechten Hand leicht auf den rechten Energiepunkt 1 legen. Gleichzeitig: Die Fingerspitzen der linken Hand leicht auf den linken Energiepunkt 1 legen.

Kurzgriff: Daumen halten

Öffnungsgriff: Energiepunkt 1 und 2 über Kreuz halten: rechte Hand auf linken Punkt 1 und linke Hand auf rechten Punkt 2. Dann wechseln: linke Hand auf rechte 1, rechte Hand auf linke 2.

ENERGIEPUNKT 2

Orthopäde – Weisheit – Lebenskraft

Energiepunkt 2 hilft der Energie, an der Körperrückseite aufzusteigen und an der Körpervorderseite abzusteigen. Dieser Punkt gibt dem Körper neue Lebenskraft.

HILFT DEM KÖRPER BEI

- Problemen mit der Atmung
- Problemen im Becken
- Hüftproblemen
- Spannungsgefühlen in den Beinen
- Blutdruckproblemen
- Verdauungsbeschwerden
- Knochenbeschwerden, etwa Osteoporose
- Problemen mit der Körperhaltung
- allen Rückenbeschwerden (nimmt Gewicht vom Rücken)

HILFT DER PSYCHE

- sich selbst und andere anzunehmen
- Situationen anzunehmen
- Unsicherheit, Zerrissenheit loszulassen
- eine klare Sicht der Dinge zu finden
- Selbsterkenntnis zu erlangen
- aufrecht durchs Leben zu gehen

Lage: Punkt 2 befindet sich auf dem Rücken, jeweils etwa 5 cm rechts und links der Wirbelsäule auf dem Beckenrand. (2) Suchhilfe: Sie kennen das sicher: Nach längerem Bücken stützt man beim Aufrichten automatisch die Hände zur Entlastung in den Rücken. Dort liegt Energiepunkt 2.

Strömanleitung: Die Fingerspitzen der rechten Hand leicht auf den rechten Energiepunkt 2 legen. Gleichzeitig: Die Fingerspitzen der linken Hand auf den linken Energiepunkt 2 legen.

Kurzgriff: Ringfinger halten

Öffnungsgriff: Schambein und Steißbein halten: rechte Hand auf das Steißbein und linke Hand auf das Schambein legen. Dann linke Hand auf das Steißbein und rechte Hand auf das Schambein legen.

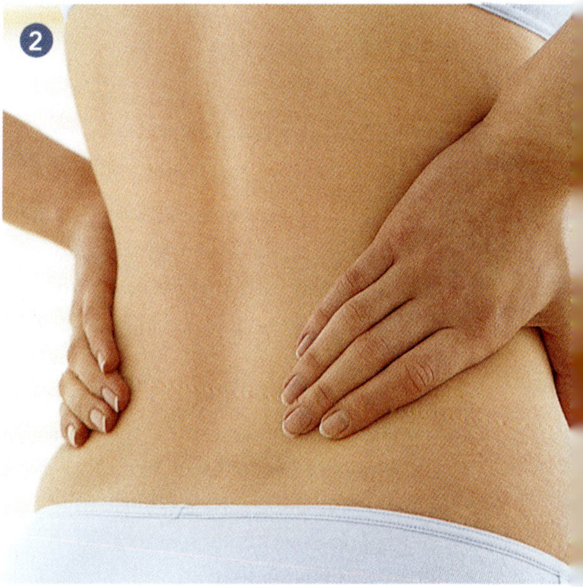

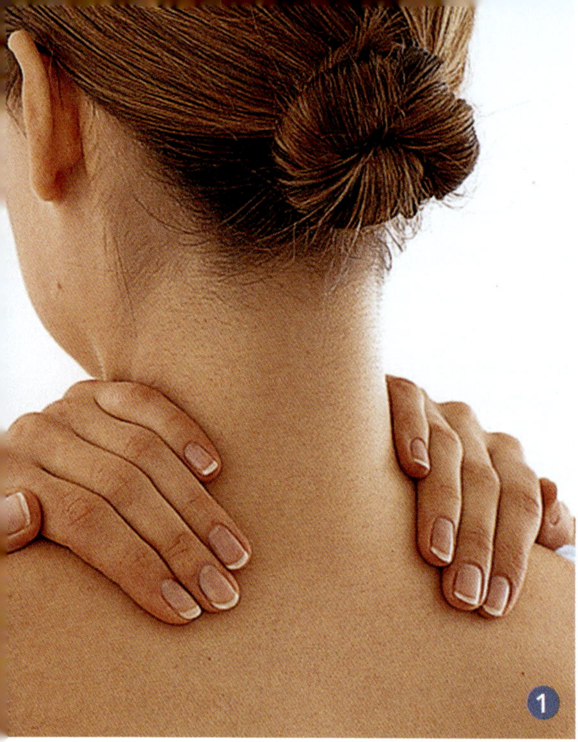

ENERGIEPUNKT 3

Tür – natürliches Antibiotikum – Atemspezialist

Energiepunkt 3 gleicht einer Schwingtür, die beim Aufgehen Spannungen entlädt und beim Zurückschwingen Energie empfängt. Er setzt körpereigene Antibiotika frei.

HILFT DEM KÖRPER BEI

- Atmungs- und Lungenproblemen
- Problemen im Beckenbereich
- Erkältungen, Grippe, Halsschmerzen
- der Stärkung des Immunsystems
- Fieber und Infektionen
- der Stärkung des Lymphsystems
- Nackenverspannungen

HILFT DER PSYCHE

- geben und nehmen zu können
- Frieden und Harmonie zu finden
- Ordnung zu halten
- Verständnis für sich zu haben
- Verständnis für andere zu haben
- Ziele zu erreichen

Lage: Der rechte Energiepunkt 3 befindet sich an der linken oberen Ecke des rechten Schulterblattes, der linke Energiepunkt 3 an der rechten oberen Ecke des linken Schulterblattes. (1) Suchhilfe: Legen Sie die Hand am Hals ansetzend auf Ihre Schulter. Sie spüren mit Mittel- oder Ringfinger die Schulterblattecke. Dort liegt Energiepunkt 3.

Strömanleitung: Fingerspitzen der rechten Hand leicht auf den rechten Energiepunkt 3 legen. Gleichzeitig: Finger der linken Hand auf den linken Energiepunkt 3 legen. Bei Verspannungen ist es angenehmer, Punkt 3 über Kreuz zu halten.

Kurzgriff: Mittelfinger halten

Öffnungsgriff: Energiepunkt 6 und 15 über Kreuz halten: rechte Hand auf rechten Punkt 6 und linke Hand auf linken Punkt 15. Dann wechseln: linke Hand auf linke 6, rechte Hand auf rechte 15.

ENERGIEPUNKT 4

Manager – Fenster

Energiepunkt 4, hier treten Nervenstränge und Gefäße aus und ein. Dieser Punkt ist die Brücke vom Unsichtbaren zum Sichtbaren.

HILFT DEM KÖRPER BEI

- allen Augenproblemen
- Hals- und Nackenbeschwerden
- Beschwerden mit der Halswirbelsäule
- Spannungsgefühlen im Herz- und im Brustbereich
- Kopfschmerzen und Migräne
- Nebenhöhlenbeschwerden
- Nasenbluten
- Schlaflosigkeit, Ohnmacht
- Schock und Unfalltrauma

HILFT DER PSYCHE

- Ideen in die Tat umzusetzen
- Entwicklungsblockaden zu lösen
- Rachegefühle zu überwinden
- Selbstmordgedanken aufzulösen
- die Konzentration zu stärken
- einen klaren Kopf zu bekommen
- die seelische und die geistige Entwicklung zu stärken

Lage: Energiepunkt 4 befindet sich am Hinterkopf, rechts und links von der Halswirbelsäule an der Schädelbasis. (2) Suchhilfe: Unter dem Knochen am Haaransatz, rechts und links der Halswirbelsäule, ist Punkt 4.

Strömanleitung: Die Fingerspitzen der rechten Hand leicht auf den rechten Energiepunkt 4 legen. Gleichzeitig: Die Fingerspitzen der linken Hand auf den linken Energiepunkt 4 legen.

Kurzgriff: Ringfinger halten

Öffnungsgriff: Energiepunkte 4 und 21 über Kreuz halten: rechte Hand auf linke 4 und linke Hand auf rechte 21. Dann wechseln: linke Hand auf rechte 4, rechte Hand auf linke 21.

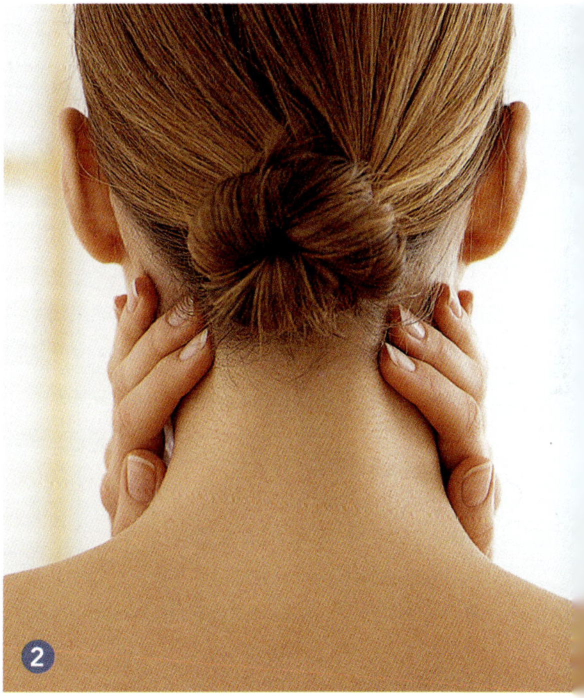

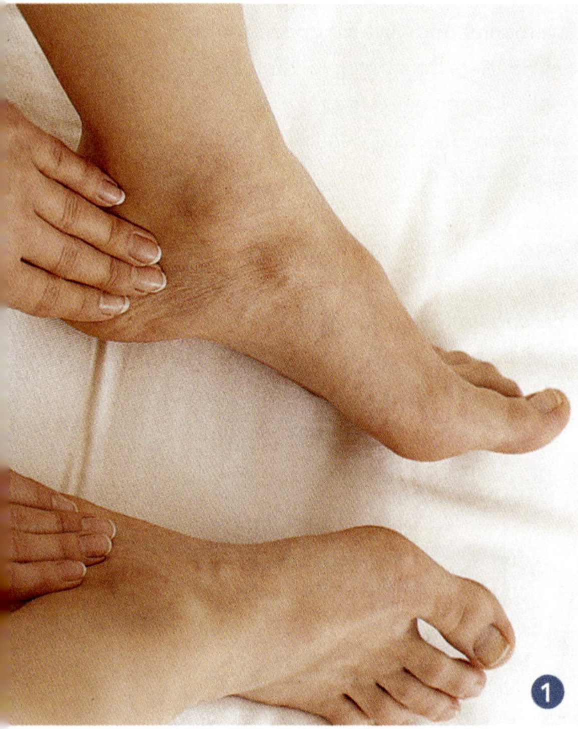

ENERGIEPUNKT 5

Angstbefreier – Erneuerung

Energiepunkt 5 löst Ängste auf und unterstützt dabei, Altes abzulegen und Neues anzunehmen.

HILFT DEM KÖRPER BEI

- Problemen im Brustraum
- Problemen mit Bauchspeicheldrüse und Milz
- Energiemangel
- Hörproblemen
- Kopfschmerzen
- Verdauungsstörungen
- Schmerzen
- Schulterproblemen

HILFT DER PSYCHE

- das Bewusstsein zu verändern
- Ursache und Wirkung zu erkennen
- Altes loszulassen, Neues anzunehmen
- bei allen Formen von Ängsten, etwa Existenz- oder Lebensangst

Lage: Energiepunkt 5 befindet sich an der Innenseite des Fußgelenks, zwischen Fußknöchel und Ferse. (1) Suchhilfe: Stellen Sie Ihren Fuß auf einen Stuhl. Tasten Sie nun an der Fußinnenseite in der Nähe der Ferse, bis Sie eine kleine, weiche Vertiefung spüren. Dort liegt Energiepunkt 5.

Strömanleitung: Die Fingerspitzen der rechten Hand leicht auf den rechten Energiepunkt 5 legen. Gleichzeitig: Die Fingerspitzen der linken Hand leicht auf den linken Energiepunkt 5 legen.

Kurzgriff: Zeigefinger halten

Öffnungsgriff: Energiepunkte 15 und 5 gleichseitig halten: rechte Hand auf rechte 15 und linke Hand auf rechte 5. Dann wechseln: linke Hand auf linke 15, rechte Hand auf linke 5.

ENERGIEPUNKT 6

Chiropraktiker – Gleichgewicht – Unterscheidungsfähigkeit

Energiepunkt 6 bringt den Körper in die aufrechte Haltung. Dieser Punkt fördert nicht nur die Urteilskraft, sondern auch die Unterscheidungsfähigkeit ohne Wertung.

HILFT DEM KÖRPER BEI

- Bandscheibenvorfällen
- Spannungsgefühlen im Brustraum
- Gleichgewichtsstörungen
- Osteoporose
- Schwindel
- Verspannungen in Rücken und Hüfte
- ausgerenkten Wirbeln und Gelenken
- Wirbelsäulenverkrümmung

HILFT DER PSYCHE

- das seelische Gleichgewicht zu finden
- das Urteilsvermögen zu schärfen
- aufrichtig zu sein
- Verständnis für andere zu haben
- Situationen anzunehmen, ohne sie zu bewerten

Lage: Energiepunkt 6 befindet sich unter der Fußsohle am Fußgewölbe. (2) Suchhilfe: Zwei Fingerbreit unter dem Großzehenballen auf der Linie des großen Zehs liegt Energiepunkt 6.

Strömanleitung: Finger der rechten Hand auf den rechten Energiepunkt 6 legen. Gleichzeitig: Die Finger der linken Hand auf den linken Energiepunkt 6 legen.

Kurzgriff: Mittelfinger halten

Öffnungsgriff: Energiepunkte 15 und 3 gleichseitig halten: rechte Hand auf rechte 15 und linke Hand auf rechte 3. Dann wechseln: linke Hand auf linke 15, rechte Hand auf linke 3.

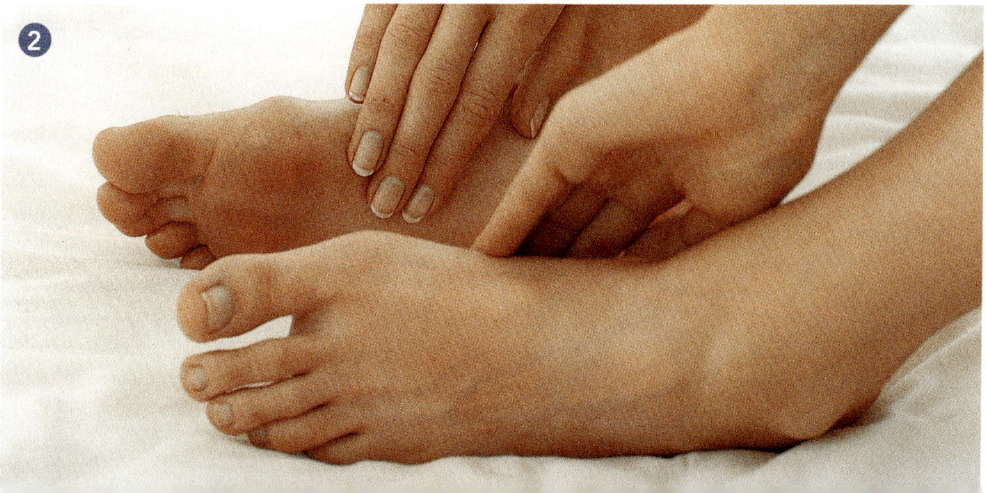

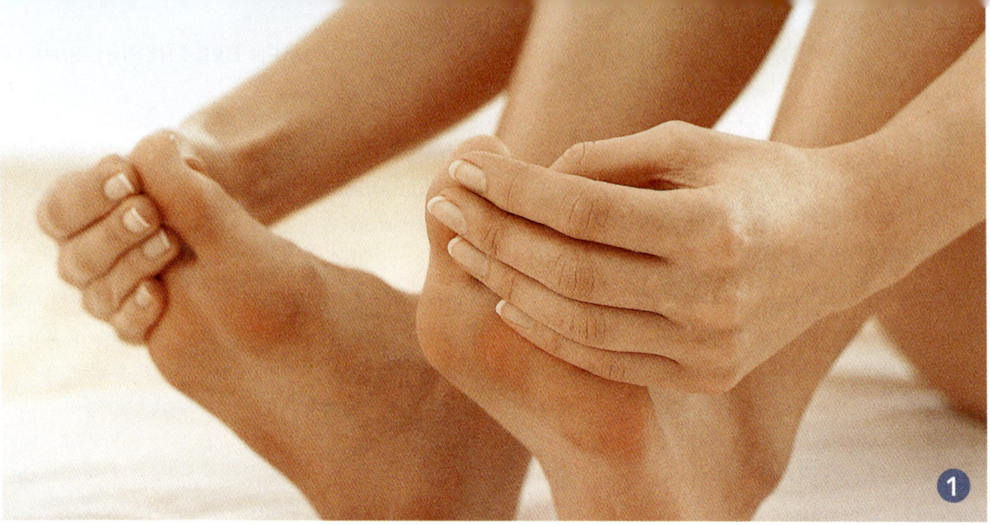

ENERGIEPUNKT 7

Vollkommene Lebenskraft – Sieg

Energiepunkt 7 steht für Bewegung, Wandlung und Entwicklung.

HILFT DEM KÖRPER BEI

- Atemproblemen
- Asthma, Heuschnupfen, Allergien
- Druck in der Brust
- epileptischen Anfällen
- Benommenheit, Schwindel
- Schockzuständen
- Kopfschmerzen
- Magenschmerzen, Übelkeit
- Rückenproblemen
- Verdauungsproblemen

HILFT DER PSYCHE

- bei Sorgen
- bei Grübeleien
- bei Schlafstörungen
- zu entspannen
- einen klaren Kopf zu bekommen

Lage: Energiepunkt 7 befindet sich jeweils an der Unterseite der großen Zehen. (1)

Strömanleitung: Die Fingerspitzen der rechten Hand leicht auf den rechten Energiepunkt 7 legen. Gleichzeitig: Die Fingerspitzen der linken Hand leicht auf den linken Energiepunkt 7 legen. Strömen Sie am besten im Sitzen und stellen Sie Ihre Füße dabei auf einen Hocker.

Kurzgriff: Ringfinger halten

Öffnungsgriff: Energiepunkte 15 und 5 über Kreuz halten: rechte Hand auf rechte 15 und linke Hand auf linke 5. Dann wechseln: linke Hand auf linke 15, rechte Hand auf rechte 5.

ENERGIEPUNKT 8

Rhythmus – Stärke – Frieden

Energiepunkt 8 symbolisiert die Unendlichkeit. Dieser Punkt verbindet uns mit dem Rhythmus, mit der Stärke und mit dem Frieden des Universums.

HILFT DEM KÖRPER BEI

- Ausscheidungsproblemen wie Durchfall und Verstopfung
- Beckengürtelbeschwerden
- Beckenschiefstand
- Fortpflanzungsproblemen
- der Geburt
- Hämorrhoiden
- Hauteinrissen in der Analregion
- Hautproblemen
- Muskelverspannungen
- Wadenkrämpfen
- Prostatabeschwerden
- Problemen beim Wasserlassen

HILFT DER PSYCHE

- die Persönlichkeit zu entfalten
- die Intuition zu stärken
- inneren Frieden zu finden
- Vertrauen in das Leben zu gewinnen

Lage: Punkt 8 befindet sich an der Außenseite des Knies, unter dem Kniegelenk, am Sehnenansatz der Unterschenkelmuskulatur. (2) Suchhilfe: Wo die äußere Hosenbeinnaht verläuft, ist unterhalb des Knies ein runder Knochenansatz spürbar. Dort liegt Punkt 8.

Strömanleitung: Die Fingerspitzen der rechten Hand leicht auf den rechten Energiepunkt 8 legen. Gleichzeitig: Die Fingerspitzen der linken Hand auf den linken Energiepunkt 8 legen.

Kurzgriff: Zeigefinger halten

Öffnungsgriff: Energiepunkte 15 und 6 gleichseitig halten: rechte Hand auf rechten Punkt 15 und linke Hand auf rechten Punkt 6. Dann wechseln: linke Hand auf linke 15, rechte Hand auf linke 6.

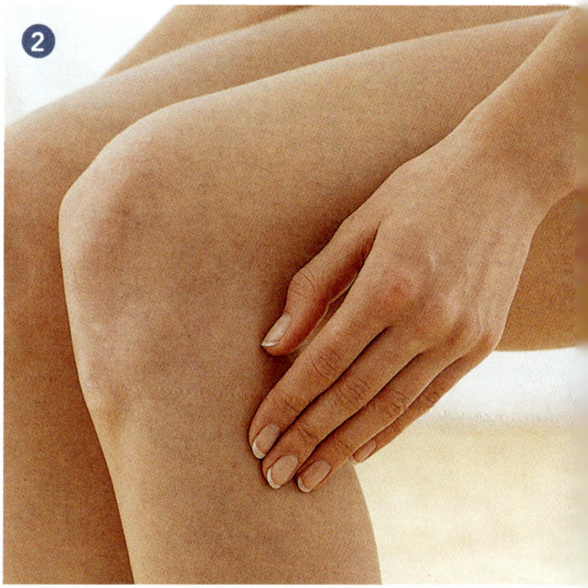

ENERGIEPUNKT 9

Ende eines alten und Anfang eines neuen Zyklus

Energiepunkt 9 hilft in allen Lebenssituationen, einen Neuanfang zu finden.

HILFT DEM KÖRPER BEI

- Atembeschwerden, etwa Asthma oder Erkältungen
- Problemen mit Armen, Beinen und Füßen
- Problemen mit dem Blutdruck
- Hüftproblemen
- Beschwerden des Rückens
- Heuschnupfen
- Lungenproblemen
- Problemen mit den Stirn- und Nasennebenhöhlen

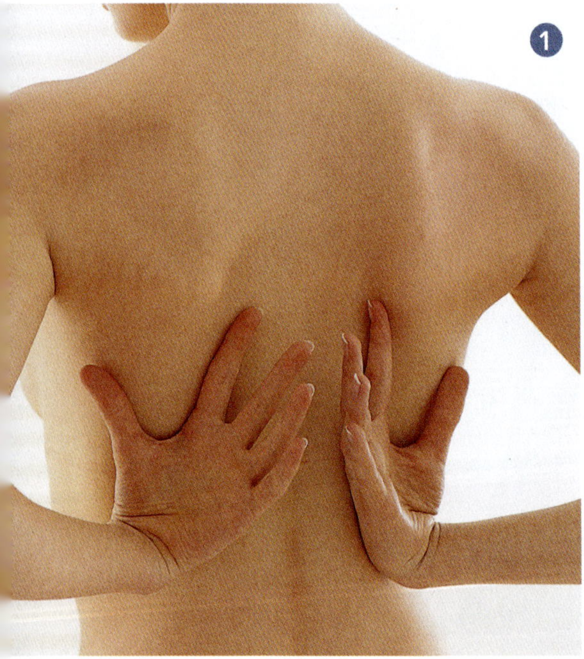

HILFT DER PSYCHE

- unter Vergangenes einen Schlussstrich zu ziehen und neu anfangen zu können
- reinen Tisch zu machen
- sich selbst zu verstehen

Lage: Energiepunkt 9 befindet sich auf dem Rücken, an der unteren Schulterblattspitze, zwei Fingerbreit in Richtung Wirbelsäule. Auf dem Foto liegt er dort, wo der Zeigefinger an der Handfläche ansetzt. (1) Suchhilfe: Wenn Sie Ihren Arm nach vorn und hinten bewegen, können Sie mit der anderen Hand fühlen, wie sich das Schulterblatt bewegt. So finden Sie die untere Schulterblattecke.

Strömanleitung: Die Finger der rechten Hand leicht auf den rechten Energiepunkt 9 legen. Gleichzeitig: Die Finger der linken Hand auf den linken Energiepunkt 9 legen. Diesen Punkt müssen Sie sich strömen lassen oder als Ersatz den Kurz- oder Öffnungsgriff nehmen.

Kurzgriff: Daumen halten

Öffnungsgriff: Energiepunkte 19 über Kreuz halten: gleichzeitig rechte Hand auf linke 19 und linke Hand auf rechte 19.

ENERGIEPUNKT 10

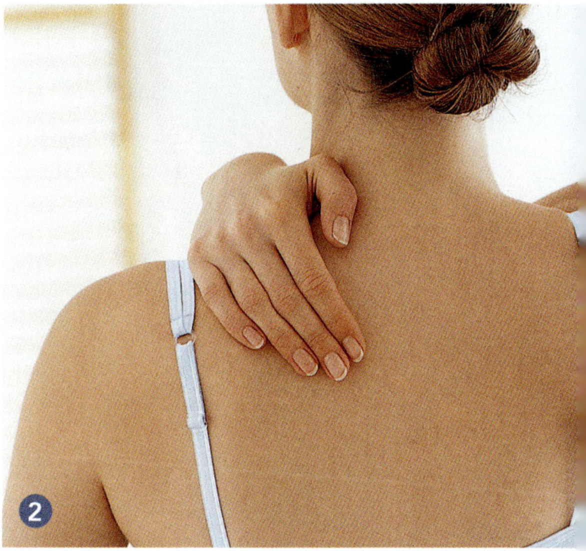

Unbegrenzte Lebensenergie – Speicher der Fülle

Hilft dabei, uns zu öffnen, und bringt uns einen Schritt nach vorn.

HILFT DEM KÖRPER BEI

- Atembeschwerden
- Blutdruck- und Kreislaufproblemen
- Herzproblemen
- Spannungsgefühlen im Brustkorb
- Knieproblemen
- Legasthenie
- Problemen mit der Stimme, etwa Stottern oder Kehlkopfentzündung

HILFT DER PSYCHE

- bei allen Herzensangelegenheiten
- bei Kraftlosigkeit, Vitalitätsmangel
- sich zu öffnen, etwa für Eindrücke oder Begegnungen

Lage: Energiepunkt 10 befindet sich auf dem Rücken, am mittleren Rand des Schulterblattes. (2) Suchhilfe: Wenn Sie Ihren Arm nach vorn und hinten bewegen, bewegt sich auch das Schulterblatt. Suchen Sie die untere und obere Schulterblattecke. In der Mitte der beiden, zwei Fingerbreit in Richtung Wirbelsäule, liegt Energiepunkt 10.

Strömanleitung: Die Fingerspitzen der rechten Hand leicht auf den linken Energiepunkt 10 legen. Danach die Fingerspitzen der linken Hand auf den rechten Energiepunkt 10 legen. Wer sehr beweglich ist, kann sich die Punkte nacheinander auf diese Weise strömen, alle anderen müssen sich strömen lassen oder als Ersatz den Kurz- oder Öffnungsgriff nehmen.

Kurzgriff: Zeigefinger halten

Öffnungsgriff: Energiepunkte hohe 19 und hohe 1 über Kreuz halten: Diese Punkte liegen je eine Handbreit über den Punkten 19 beziehungsweise 1. Rechte Hand auf linke hohe 19 und linke Hand auf rechte hohe 1. Dann wechseln: linke Hand auf rechte hohe 19, rechte Hand auf linke hohe 1.

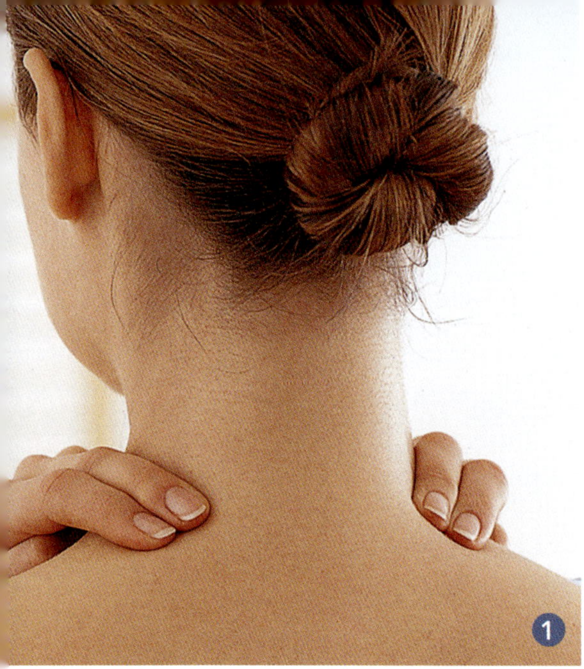

ENERGIEPUNKT 11

Hausmeister – Gerechtigkeit – überflüssige Lasten abladen

Energiepunkt 11 ist der Generalschlüssel für sämtliche Energiepunkte.

HILFT DEM KÖRPER BEI

- Beschwerden an Fingern, Händen, Ellbogen und Armen
- Problemen mit der Bauchspeicheldrüse
- Bein- und Fußproblemen
- Hüftbeschwerden
- Problemen mit dem Blut
- hormonellen Veränderungen, etwa in der Pubertät, in der Schwangerschaft oder in den Wechseljahren
- Ischialgie und Hexenschuss
- Problemen mit dem Nacken
- Problemen mit der Halswirbelsäule
- Schulterbeschwerden
- Schleudertrauma

HILFT DER PSYCHE

- bei empfundener Ungerechtigkeit
- bei zu viel Verantwortung
- bei zu großer Belastung
- bei Furcht und Angst
- bei Schuldgefühlen
- Kraft für Entscheidungen zu bekommen

Lage: Energiepunkt 11 befindet sich hinten am Hals, und zwar dort, wo Hals und Schulter zusammentreffen. (1) Suchhilfe: Wo Ketten hinten am Hals anliegen, ist Energiepunkt 11.

Strömanleitung: Die Fingerspitzen der rechten Hand leicht auf den rechten Energiepunkt 11 legen. Gleichzeitig: Die Finger der linken Hand auf den linken Energiepunkt 11 legen. Bei Verspannungen ist es oft angenehmer, Punkt 11 über Kreuz zu halten.

Kurzgriff: Zeigefinger halten

Öffnungsgriff: Energiepunkte 11 und 25 gleichseitig halten: rechte Hand auf linke 11 und linke Hand auf linke 25. Dann wechseln: linke Hand auf rechte 11, rechte Hand auf rechte 25.

ENERGIEPUNKT 12

Einklang mit dem Universum und dem eigenen Willen

Energiepunkt 12 steht dafür, sich selbst zurückzunehmen, anderen zuzuhören und etwas anzunehmen.

HILFT DEM KÖRPER BEI

- der Entlastung der Galle
- der Entgiftung der Leber
- Ischialgie und Hexenschuss
- einem »Kater«
- Problemen mit den Kiefergelenken
- Neurodermitis
- Schleudertrauma
- Verspannungen an Hals, Nacken und Schultern

HILFT DER PSYCHE

- bei Halsstarrigkeit und Verbissenheit (»Ich will aber!«)
- Freude zu empfinden
- Toleranz sich selbst und anderen gegenüber zu entwickeln
- eine festgefahrene Lebensweise zu verändern
- das emotionale Gleichgewicht wiederherzustellen
- bei festgefahrenen Einstellungen

Lage: Energiepunkt 12 befindet sich im Nacken, rechts und links der Halswirbelsäule neben dem 4. Halswirbel auf dem Muskelstrang. (2) Suchhilfe: Punkt 12 liegt in der Mitte zwischen Haaransatz und dem Beginn der Schulter.

Strömanleitung: Die Fingerspitzen der rechten Hand leicht auf den rechten Punkt 12 legen. Gleichzeitig: Die Finger der linken Hand auf den linken Punkt 12 legen.

Kurzgriff: Mittelfinger halten

Öffnungsgriff: Energiepunkte 12 und Steißbein halten: rechte Hand auf linke 12 und linke Hand auf das Steißbein legen. Dann wechseln: linke Hand auf rechte 12, rechte Hand auf Steißbein.

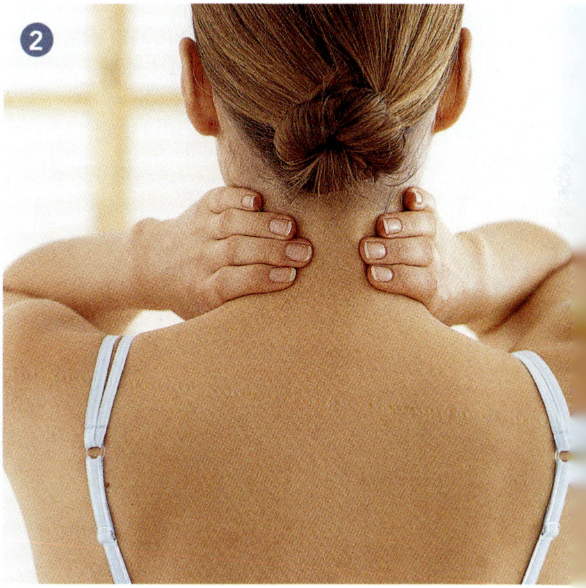

ENERGIEPUNKT 13

Fruchtbarkeitsspezialist – Jungbrunnen – liebe deine Feinde

Auf Energiepunkt 13 setzen sich Schuldgefühle und Verletzungen fest. Über diesen Punkt können wir die Ursachen dafür erkennen und haben die Möglichkeit, uns selbst und anderen zu verzeihen.

HILFT DEM KÖRPER BEI

- zu großem Appetit
- zu wenig Appetit
- Fortpflanzungsproblemen
- sexuellen Problemen
- gynäkologischen Beschwerden
- hormonellen Problemen
- schwachem Immunsystem
- Nacken- und Schulterverspannungen
- Problemen mit der Schilddrüse

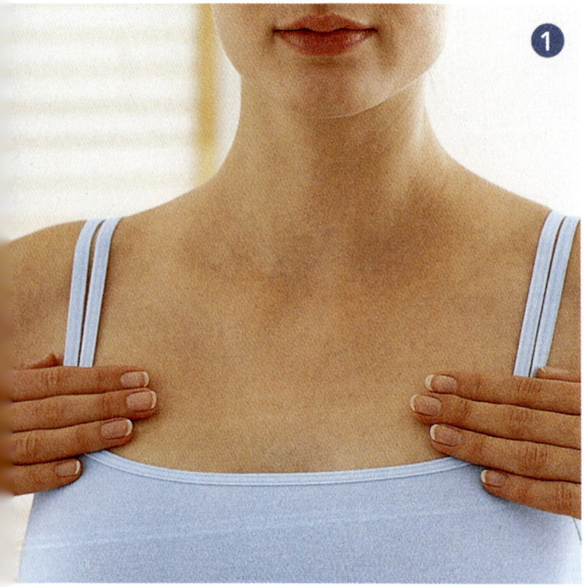

HILFT DER PSYCHE

- bei allen Formen von Süchten
- bei Schuldgefühlen
- bei aufgestautem Hass und Groll
- bei emotionalen Verletzungen
- bei der geistigen Entwicklung
- das Gute in anderen zu sehen
- »Fehler« zu erkennen

Lage: Punkt 13 befindet sich vorn am Brustkorb, in Höhe der dritten Rippe, rechts und links vom Brustbein. (1) Suchhilfe: Legen Sie Ihre Hände aufeinander über Kreuz auf das Dekolleté. Dort, wo der kleine Finger aufliegt, ist Energiepunkt 13.

Strömanleitung: Die Fingerspitzen der rechten Hand leicht auf den rechten Energiepunkt 13 legen. Gleichzeitig: Die Finger der linken Hand leicht auf den linken Energiepunkt 13 legen.

Kurzgriff: Mittelfinger halten

Öffnungsgriff: Energiepunkte hohe 19 über Kreuz halten: Der Nebenpunkt hohe 19 befindet sich genau eine Handbreit über Punkt 19. Gleichzeitig rechte Hand auf linke hohe 19 und linke Hand auf rechte hohe 19.

ENERGIEPUNKT 14

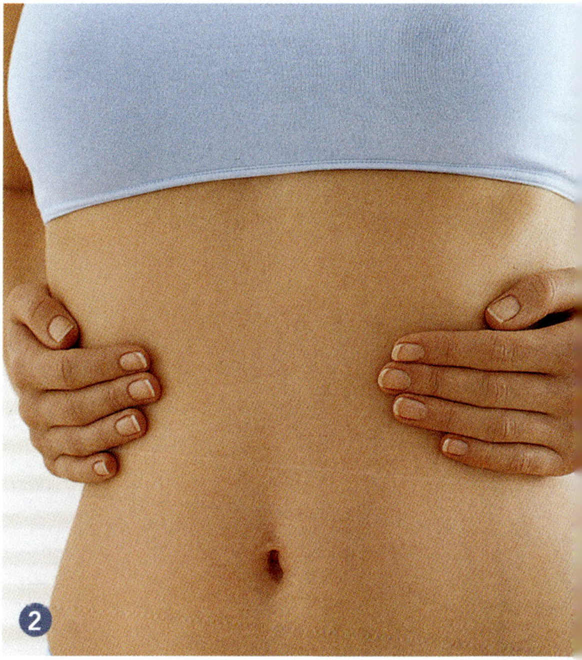

Ernährer – Gleichgewicht

Energiepunkt 14 bringt den Körper ins Gleichgewicht und nährt uns.

HILFT DEM KÖRPER BEI

- Asthma
- Augenproblemen
- Bauchschmerzen
- Blähungen
- Sodbrennen
- Gewichtsproblemen
- Problemen mit Bauchspeicheldrüse, Magen und Milz
- Leber- und Gallenproblemen
- allen Schlafproblemen, etwa Albträumen, Ein- und Durchschlafschwierigkeiten

HILFT DER PSYCHE

- Gefühle und Verstand zu harmonisieren
- bei materieller Gier
- Konkurrenzdenken zu überwinden
- bei Eifersucht und Neid
- Belastungen zu harmonisieren
- bei Sehnsüchten

Lage: Energiepunkt 14 liegt auf der Vorderseite des Körpers, jeweils rechts und links am Rand des Rippenbogens. (2) Suchhilfe: Wenn Sie die Finger von der Mitte beginnend auf den Rippenbogen legen, dann finden Sie dort, wo jeweils der kleine Finger aufliegt, Energiepunkt 14.

Strömanleitung: Die Fingerspitzen der rechten Hand leicht auf den rechten Punkt 14 legen. Gleichzeitig: Die Fingerspitzen der linken Hand auf den linken Punkt 14 legen.

Kurzgriff: Ringfinger halten

Öffnungsgriff: Die Energiepunkte 19 und hohe 1 über Kreuz halten. Der Nebenpunkt hohe 1 liegt eine Handbreit über dem Punkt 1. Rechte Hand auf linke 19 und linke Hand auf rechte hohe 1. Dann wechseln: linke Hand auf rechte 19, rechte Hand auf linke hohe 1.

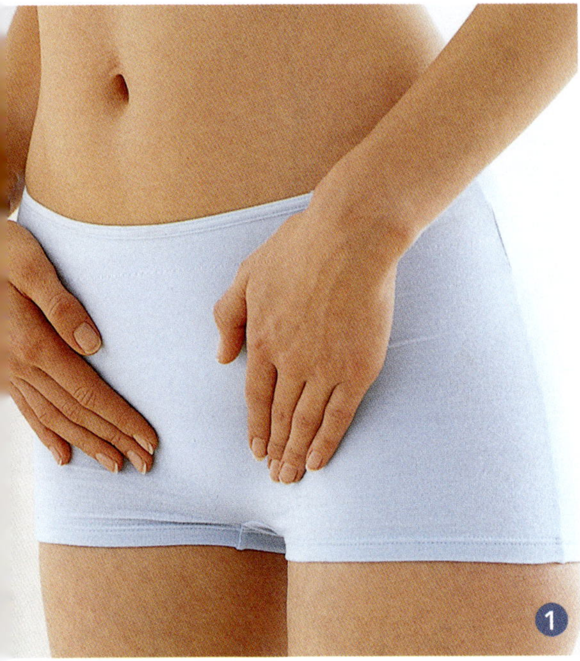

ENERGIEPUNKT 15

Tiefe Freude – Komiker

Energiepunkt 15 bringt Lachen und Freude und stärkt dadurch das Immunsystem.

HILFT DEM KÖRPER BEI

- Bauchproblemen
- Verdauungsbeschwerden
- Kniebeschwerden
- Gefäßproblemen, etwa Krampfadern
- Herzproblemen, etwa Herzrhythmusstörungen oder Infarkt
- Knochenbrüchen
- Fußproblemen
- Fußgelenksproblemen
- Verstauchungen
- Gicht
- Operationen
- Rückenschmerzen

HILFT DER PSYCHE

- wenn man unglücklich ist
- sich an neue Situationen anzupassen
- bei Erschöpfung und Burnout-Syndrom
- nicht alles so ernst zu nehmen, über sich selbst zu lachen
- Last vom Rücken zu nehmen, um wieder aufrecht gehen zu können

Lage: Energiepunkt 15 befindet sich auf der Körpervorderseite, jeweils rechts und links vom Schambein. (1) Suchhilfe: Legen Sie Ihre Finger in die Leistenbeuge. Dort, wo der Mittelfinger ist, ist Punkt 15.

Strömanleitung: Die Fingerspitzen der rechten Hand leicht auf den rechten Energiepunkt 15 legen. Gleichzeitig: Die Finger der linken Hand leicht auf den linken Energiepunkt 15 legen.

Kurzgriff: Kleine Finger halten

Öffnungsgriff: Energiepunkte 15 und 3 gleichseitig halten: rechte Hand auf rechte 15 und linke Hand auf rechte 3. Dann wechseln: linke Hand auf linke 15, rechte auf linke 3.

ENERGIEPUNKT 16

Basis aller menschlichen Handlungen – Umwandlung – »natürliches Aspirin«

Energiepunkt 16 löst Verhärtungen sowie Blockierungen im körperlichen und psychischen Bereich. Er hilft dabei, das Leben zu verändern.

HILFT DEM KÖRPER BEI

- Arthritis
- Problemen mit den Sehnen
- Ausscheidungsproblemen, etwa Durchfall oder Verstopfung, Problemen beim Wasserlassen
- Fortpflanzungsproblemen
- der Knochenheilung
- Muskelverspannungen
- seitlichem Kopfschmerz
- Leber- und Gallenproblemen
- Legasthenie
- Narben und allgemeinen Schmerzen

HILFT DER PSYCHE

- seelische Narben und Verletzungen zu harmonisieren
- das eigene Leben zu verändern, alte Muster loszulassen
- Ängste zu überwinden, klar zu denken

Lage: Energiepunkt 16 befindet sich jeweils hinten an der Außenseite des rechten und des linken Fußes. (2) Suchhilfe: Zwischen Außenknöchel und Ferse, in der Vertiefung, liegt Punkt 16.

Strömanleitung: Die Fingerspitzen der rechten Hand leicht auf den rechten Energiepunkt 16 legen. Gleichzeitig: Die Finger der linken Hand leicht auf den linken Energiepunkt 16 legen. Am besten im Sitzen strömen und die Füße dabei auf einen Hocker stellen.

Kurzgriff: Daumen halten

Öffnungsgriff: Energiepunkte hohe 19 und 1 über Kreuz halten: rechte Hand auf linke hohe 19, linke Hand auf rechte 1. Dann wechseln: linke Hand auf rechte hohe 19, rechte Hand auf linke 1.

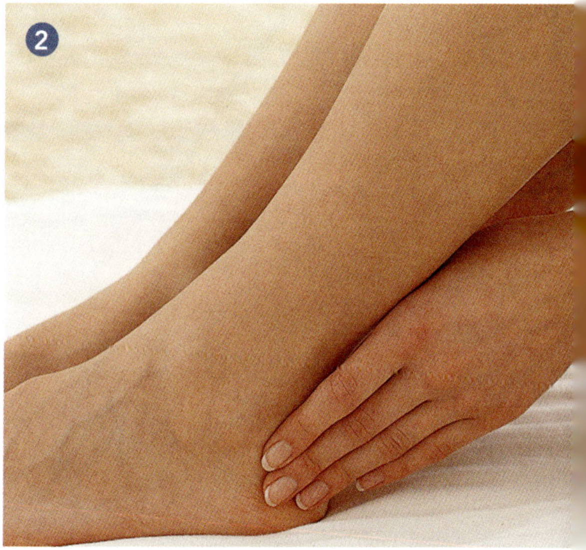

ENERGIEPUNKT 17

Fortpflanzung – Entspannung – »natürliches Riechsalz«

Energiepunkt 17 entspannt die Nerven, stärkt die Intuition und stabilisiert den Kreislauf.

HILFT DEM KÖRPER BEI

- Blähungen
- Dünndarmbeschwerden
- Problemen im Brustraum
- Fortpflanzungsproblemen
- der Harmonisierung des Gefäßsystems
- Herzbeschwerden, beispielsweise Herzrhythmusstörungen
- Problemen mit den Fußgelenken
- der Harmonisierung des Nervensystems
- Kreislaufproblemen, etwa Schwindel
- Ohnmacht als Notfallhilfe
- Schlafstörungen aller Art

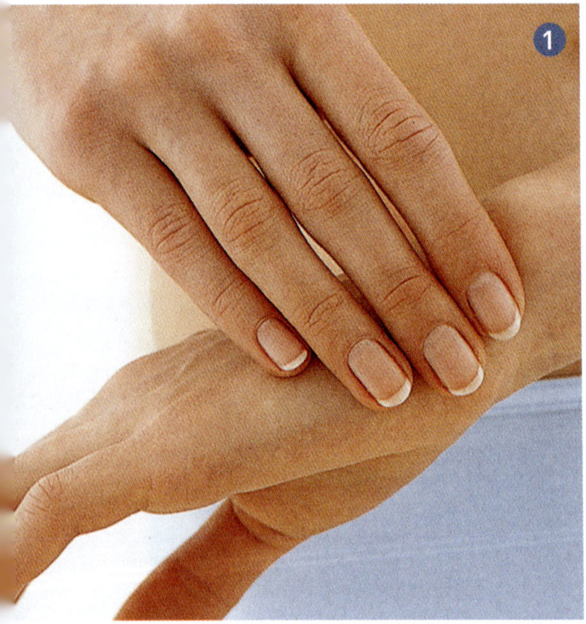

HILFT DER PSYCHE

- Stress abzubauen
- die Kreativität zu fördern
- das Denken zu klären
- die Intuition zu stärken
- behindernde Glaubenssätze (etwa »Ich bin nicht gut genug!«) loszulassen

Lage: Punkt 17 befindet sich jeweils an der Außenseite der Handgelenke. (1) Suchhilfe: Auf der Seite des kleinen Fingers kurz vor dem Handknöchel in der kleinen Kuhle ist Energiepunkt 17.

Strömanleitung: Die Fingerspitzen der linken Hand leicht auf den rechten Energiepunkt 17 legen. Dann wechseln: Die Fingerspitzen der rechten Hand leicht auf den linken Energiepunkt 17 legen.

Kurzgriff: Ringfinger halten

Öffnungsgriff: Energiepunkte 16 und kleine Zehen gleichseitig halten. Rechte Hand auf rechte 16 und mit der linken Hand den rechten kleinen Zeh halten. Dann wechseln: linke Hand auf linke 16, mit der rechten Hand den linken kleinen Zeh halten.

ENERGIEPUNKT 18

Gesundes Körperbewusstsein – Persönlichkeit

Klärt vom Kopf bis zu den Füßen, stärkt Körperbewusstsein und Persönlichkeit.

HILFT DEM KÖRPER BEI

- Beschwerden im Brustkorb
- Rückenproblemen
- Dickdarmproblemen, Verstopfung
- epileptischen Anfällen
- Problemen mit den Füßen
- Kopfschmerz im Hinterkopfbereich
- Schlafstörungen

HILFT DER PSYCHE

- Ballast abzuwerfen
- wenn man nicht mehr denken kann
- den Verstand zu entwickeln
- das Urvertrauen zu stärken

Lage: Energiepunkt 18 befindet sich jeweils in der Handinnenfläche, an der Daumenwurzel. (2) Suchhilfe: In der Verlängerung des Daumens findet man den Daumenballen. Dort in der Mitte liegt Energiepunkt 18.

Strömanleitung: Die Fingerspitzen der rechten Hand leicht auf den linken Energiepunkt 18 legen. Dann wechseln: Die Finger der linken Hand auf den rechten Energiepunkt 18 legen.

Kurzgriff: Kleine Finger halten

Öffnungsgriff: Energiepunkte 3 und 25 gleichseitig halten: rechte Hand auf rechte 25 und linke Hand auf rechte 3. Dann wechseln: linke Hand auf linke 25, rechte Hand auf linke 3.

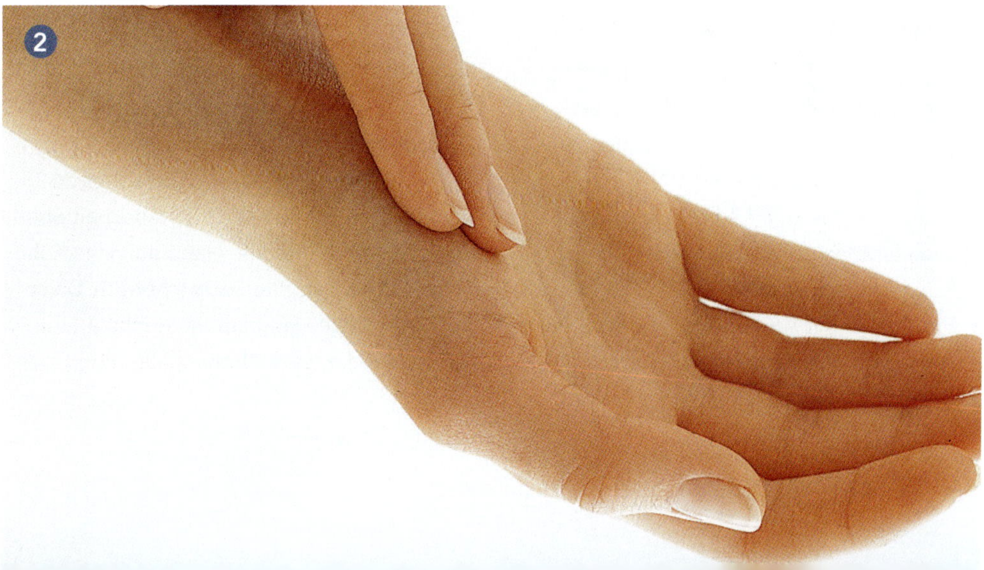

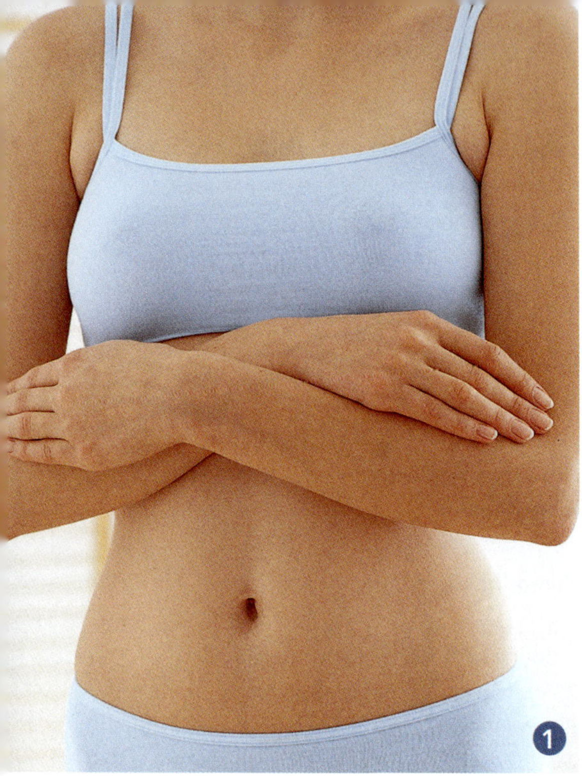

ENERGIEPUNKT 19

Fitnesstrainer – Autorität – vollkommenes Gleichgewicht

Energiepunkt 19 verbindet den Menschen mit seinen Wurzeln. Er ist die Brücke zwischen rechter und linker Körperhälfte.

HILFT DEM KÖRPER BEI

- allen Problemen, die sich oberhalb der Körpermitte befinden
- Problemen mit Armen oder Händen, etwa Tennisarm und Karpaltunnelsyndrom
- Brustbeschwerden
- Harnwegsproblemen
- Lungenproblemen
- Magenproblemen
- Rückenbeschwerden
- Verdauungsbeschwerden

HILFT DER PSYCHE

- den eigenen Standpunkt zu finden und zu vertreten
- in schwierigen Situationen das Gleichgewicht zu halten
- sich durchzusetzen

Lage: Energiepunkt 19 befindet sich am Außenrand der Ellenbeuge. (1) Suchhilfe: Beugen Sie Ihren Ellbogen an. Am äußeren Ende der Ellbogenfalte ist Energiepunkt 19.

Strömanleitung: Die Fingerspitzen der rechten Hand leicht auf den linken Energiepunkt 19 legen. Gleichzeitig: Die Finger der linken Hand leicht auf den rechten Energiepunkt 19 legen.

Kurzgriff: Daumen halten

Öffnungsgriff: Energiepunkte hohe 1 und hohe 19 über Kreuz halten. Diese Nebenpunkte befinden sich je eine Handbreit über Punkt 1 bzw. 19. Rechte Hand auf linke hohe 19 und linke Hand auf rechte hohe 1. Dann wechseln: linke Hand auf rechte hohe 19, rechte Hand auf linke hohe 1.

ENERGIEPUNKT 20

Gehirnspezialist – Ewigkeit

Energiepunkt 20 bringt das Erleben auf die Verstandesebene und hilft uns zu erinnern.

HILFT DEM KÖRPER BEI

- Problemen mit den Augen, etwa bei angespannten, gereizten, tränenden oder schmerzenden Augen
- Gleichgewichtsproblemen
- Herzproblemen
- Legasthenie
- chronischen und akuten Kopfschmerzen im Stirnbereich
- Neuralgien
- Ohrenproblemen, etwa Ohrenschmerzen und Tinnitus
- Spannungen im Kopfbereich
- Trigeminusschmerzen

HILFT DER PSYCHE

- die Dinge klar zu sehen
- klar zu denken
- Entscheidungen zu treffen
- sich aus psychischer Gefangenschaft und Abhängigkeit zu befreien
- Ideen zu entwickeln

Lage: Energiepunkt 20 befindet sich jeweils rechts und links auf der Stirn. (2) Suchhilfe: Einen Fingerbreit über den Augenbrauen, genau in der Mitte, ist Energiepunkt 20.

Strömanleitung: Die Fingerspitzen der rechten Hand leicht auf den rechten Energiepunkt 20 legen. Gleichzeitig: Die Finger der linken Hand leicht auf den linken Energiepunkt 20 legen.

Kurzgriff: Kleine Finger halten

Öffnungsgriff: Energiepunkte 22 halten: rechte Hand auf den rechten Punkt 22 und linke Hand auf den linken Punkt 22.

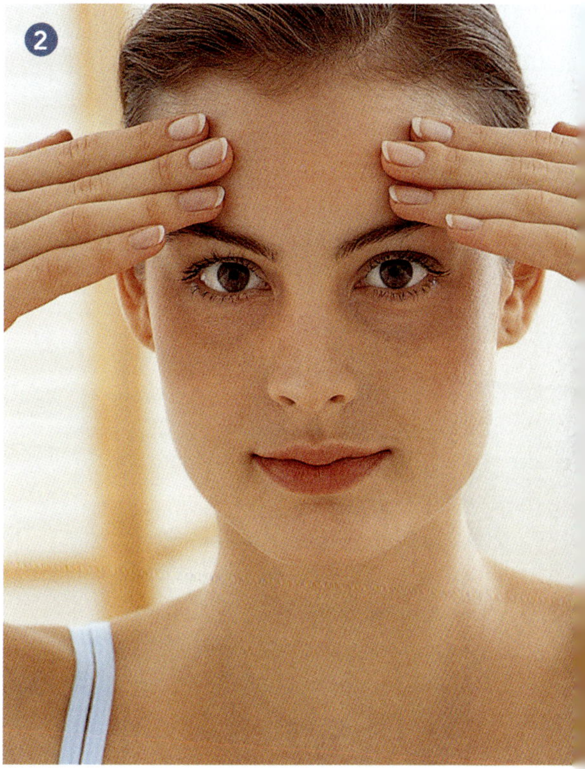

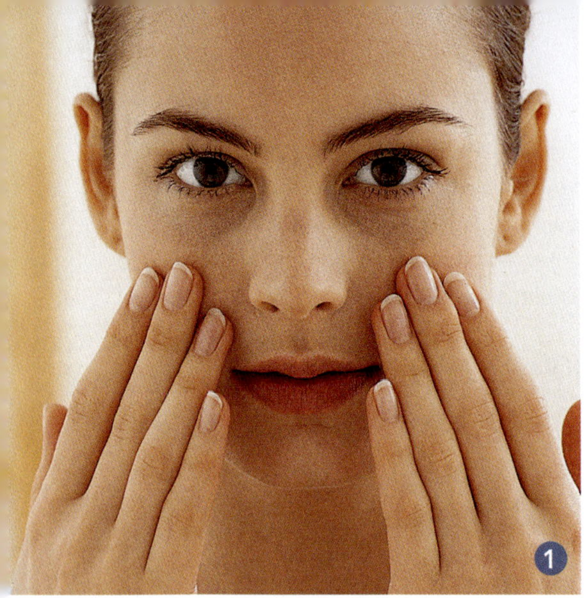

ENERGIEPUNKT 21

Tiefe Sicherheit – Entkommen aus geistiger Gefangenschaft

Energiepunkt 21 befreit von körperlichen und von psychischen Lasten.

HILFT DEM KÖRPER BEI

- angespannten und müden Augen
- Benommenheit
- Schwindel
- Müdigkeit
- Gesichtslähmung, Trigeminusneuralgie
- Entzündungen der Nasennebenhöhlen
- Magenproblemen
- Über- und Untergewicht
- Verdauungsproblemen
- Zahnschmerzen
- Zahnfleischproblemen

HILFT DER PSYCHE

- bei Trägheit, Energiemangel
- seelische Last abzugeben
- bei Konzentrationsschwierigkeiten
- bei Stimmungsschwankungen
- das Selbstbewusstsein zu stärken
- bei Fanatismus, Zwängen und fixen Ideen

Lage: Punkt 21 befindet sich rechts und links unter dem Wangenknochen. (1)

Strömanleitung: Die Fingerspitzen der rechten Hand leicht auf den rechten Energiepunkt 21 legen. Gleichzeitig: Die Finger der linken Hand leicht auf den linken Energiepunkt 21 legen.

Kurzgriff: Daumen halten

Öffnungsgriff: Energiepunkte 21 und 23 über Kreuz halten: rechte Hand auf rechte 21 und linke Hand auf linke 23. Dann wechseln: linke Hand auf linke 21, rechte Hand auf rechte 23.

ENTGIFTUNGSGRIFF

Zur Entgiftung des Körpers, etwa nach Medikamenteneinnahme, Amalgamentfernung, Chemotherapie und beim Fasten: rechte Hand auf rechten Punkt 21 legen, die linke auf linken Punkt 23. Dann wechseln.

ENERGIEPUNKT 22

Vollständige Anpassung – Vernunftspezialist

Energiepunkt 22 hilft, vernünftig zu denken und sich an alle neuen Situationen und Veränderungen anzupassen.

HILFT DEM KÖRPER BEI

- Hormonschwankungen
- Husten, Lungenproblemen
- Neigung zu Ohnmacht
- Schilddrüsenproblemen
- der Vorbeugung eines Schlaganfalls
- Wetterfühligkeit

HILFT DER PSYCHE

- die Gedanken ins Gleichgewicht zu bringen, unterstützt das objektive und vernünftige Denken
- sich an Situationen und Veränderungen anzupassen
- bei emotionalen Belastungen
- bei Panikattacken
- bei Angstzuständen aller Art

Lage: Energiepunkt 22 befindet sich unter dem Schlüsselbein, neben dem Anfang des Brustbeins. (2) Suchhilfe: Legen Sie die Finger rechts und links auf das Schlüsselbein. Jeweils zwei Fingerbreit darunter liegt Punkt 22.

Strömanleitung: Die Fingerspitzen der rechten Hand leicht auf den rechten Energiepunkt 22 legen. Gleichzeitig: Die Finger der linken Hand leicht auf den linken Energiepunkt 22 legen.

Kurzgriff: Zeigefinger halten

Öffnungsgriff: Energiepunkte 22 und 26 gleichseitig halten: linke Hand auf rechte 26 und rechte Hand auf rechte 22 legen. Dann wechseln: rechte Hand auf linke 26, linke Hand auf linke 22.

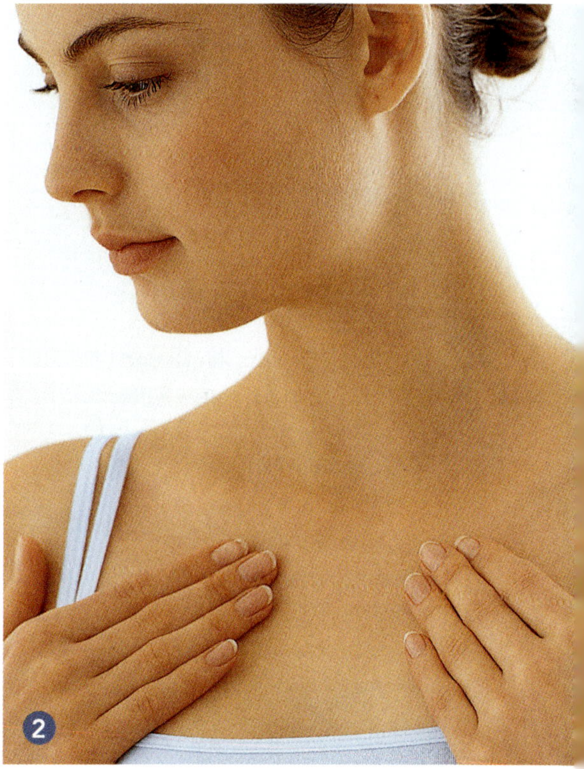

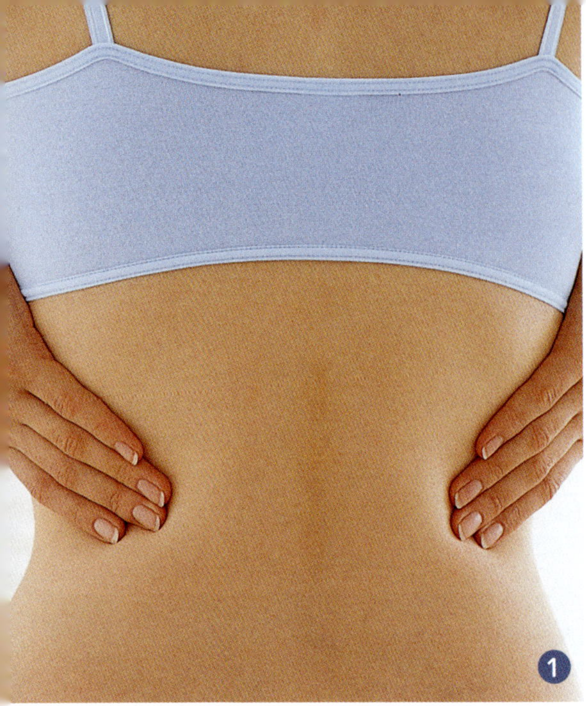

ENERGIEPUNKT 23

Energiereservoir – Angstspezialist

Energiepunkt 23 nimmt Angst und hält das Energiereservoir des Körpers aufrecht.

HILFT DEM KÖRPER BEI

- Arthritis, Gicht, Rheuma
- Bauchbeschwerden
- Nierenbeschwerden
- Blutdruckproblemen
- Kreislaufbeschwerden
- Problemen mit den Blutwerten
- Cholesterinproblemen
- Diabetes
- Drüsenproblemen
- Ödemen

HILFT DER PSYCHE

- bei allen Formen der Angst
- bei allen Formen von Süchten
- bei Hyperaktivität, Geduld zu erlernen
- Selbstsucht und trotziges Verhalten zu überwinden
- bei Mangelgedanken (bei dem Gefühl, zu wenig Aufmerksamkeit zu bekommen)
- den eigenen Körper anzunehmen
- Vertrauen zu fassen

Lage: Energiepunkt 23 befindet sich jeweils rechts und links auf dem Rücken, an der letzten Rippe. (1) Suchhilfe: Stützen Sie die Hände mit der Innenfläche in die Hüften. Wo der kleine Finger liegt, in Höhe der Nieren, ist Punkt 23.

Strömanleitung: Die Fingerspitzen der rechten Hand leicht auf den rechten Energiepunkt 23 legen. Gleichzeitig: Die Finger der linken Hand leicht auf den linken Energiepunkt 23 legen.

Kurzgriff: Kleine Finger halten

Öffnungsgriff: Energiepunkte 23 und 21 gleichseitig halten: rechte Hand auf rechten Punkt 23 und linke Hand auf rechten Punkt 21 legen. Dann wechseln: linke Hand auf linke 23, rechte Hand auf linke 21.

ENERGIEPUNKT 24

Chaosharmonisierer – Friedensstifter

Energiepunkt 24 bringt Verständnis.

HILFT DEM KÖRPER BEI

- Erschöpfung
- kalten Füßen
- Gleichgewichtsproblemen
- Hyperaktivität
- Zittrigkeit

HILFT DER PSYCHE

- chaotische Zustände zu überwinden
- bei Verwirrung
- bei Sturheit
- Eifersucht zu überwinden
- Rachegefühle abzubauen
- andere und sich selbst zu verstehen
- die eigene Begrenzung zu erkennen
- Dinge zu ordnen

Lage: Der Energiepunkt 24 befindet sich jeweils an der Außenseite der Füße. (2) Suchhilfe: Drei Fingerbreit vom kleinen Zeh in Richtung Ferse am Fußrand finden Sie Energiepunkt 24.

Strömanleitung: Die Fingerspitzen der rechten Hand leicht auf den rechten Energiepunkt 24 legen. Gleichzeitig: Die Fingerspitzen der linken Hand auf den linken Energiepunkt 24 legen.

Kurzgriff: Kleine Finger halten

Öffnungsgriff: Energiepunkte 15 und 26 gleichseitig halten: rechte Hand auf rechte 15 und linke Hand auf rechte 26 legen. Dann wechseln: linke Hand auf linke 15, rechte Hand auf linke 26.

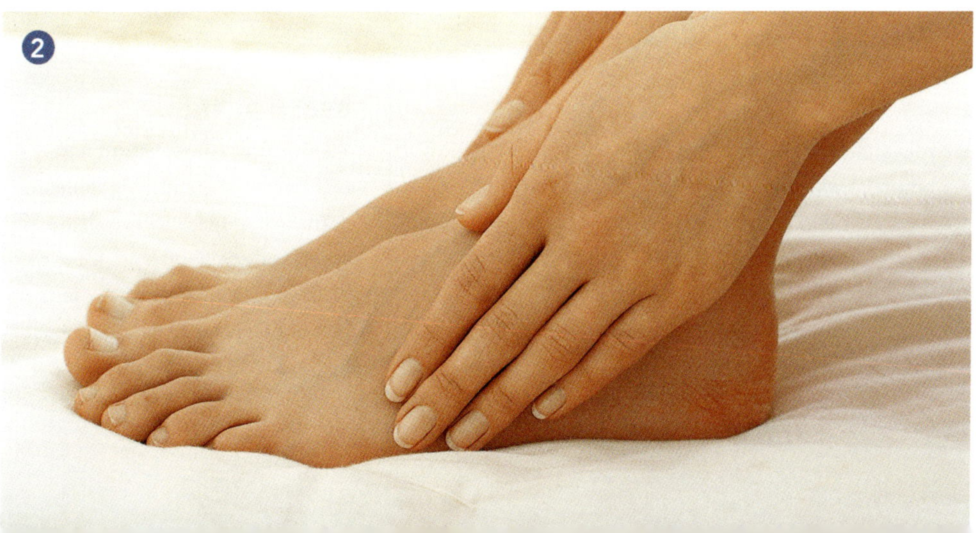

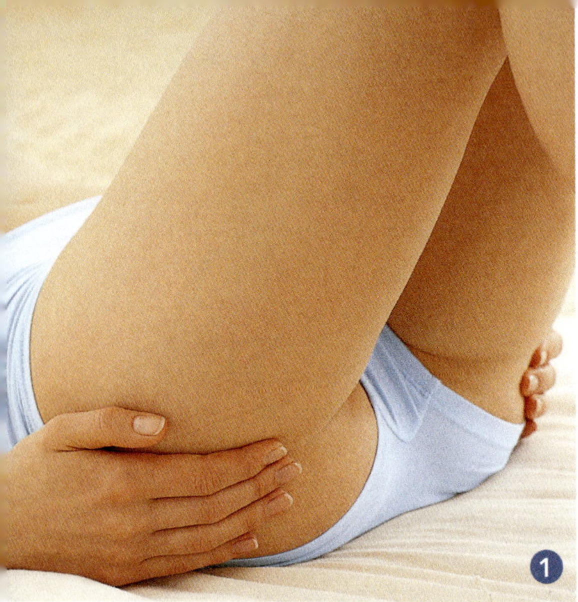

1

ENERGIEPUNKT 25

Regenerationsspezialist – stilles Erneuern

Energiepunkt 25 unterstützt alle Körperfunktionen. Er bringt Wachheit, Energie und Klarheit.

HILFT DEM KÖRPER BEI

- Problemen mit dem Cholesterinspiegel
- Entgiftung, Regeneration
- Stoffwechselstörungen
- Kreislauf- und Blutdruckproblemen
- Immunschwäche
- Müdigkeit und Abgeschlagenheit

HILFT DER PSYCHE

- sich zu beruhigen, spendet Trost
- wach und aufmerksam zu sein
- zu sich selbst zu finden
- Gedanken wieder frei fließen zu lassen
- bei Burnout-Syndrom

Lage: Punkt 25 befindet sich jeweils an der rechten und linken Gesäßhälfte, auf den Sitzbeinhöckern. (1) Suchhilfe: Setzen Sie sich auf die Hände, dann spüren Sie die Sitzbeinhöcker. Dort ist Energiepunkt 25.

Strömanleitung: Die Fingerspitzen der rechten Hand leicht auf den rechten Energiepunkt 25 legen. Gleichzeitig: Die Finger der linken Hand leicht auf den linken Energiepunkt 25 legen.

Kurzgriff: Mittelfinger halten

Öffnungsgriff: Energiepunkte 25 und 3 gleichseitig halten: rechte Hand auf rechte 25 und linke Hand auf rechte 3. Dann wechseln: linke Hand auf linke 25, rechte Hand auf linke 3.

GEGEN BURNOUT

Wenn Sie sich ausgebrannt und nicht mehr leistungsfähig fühlen, chronisch müde, leicht reizbar und emotional erschöpft sind, wenn Sie glauben, geistig abzubauen, dann gibt das tägliche Strömen der Energiepunkte 25 neue Kraft.

ENERGIEPUNKT 26

Direktor – absoluter Frieden – absolute Harmonie

Energiepunkt 26 sorgt dafür, dass alle körperlichen und geistigen Funktionen mit Lebensenergie aufgeladen sind. Kombiniert mit der Atemübung von **Seite 33** ist dieser Punkt ideal, wenn man neue Kraft benötigt.

HILFT DEM KÖRPER BEI

- Empfindungsstörungen der Finger, etwa Kribbeln oder Taubheitsgefühlen
- Karpaltunnelsyndrom (Beschwerden in Hand und Handgelenk durch einen dort zusammengedrückten Nerv)
- Schleimbeutelentzündung
- Sehnenscheidenentzündung
- einem Tennisarm
- unklarem Unwohlsein
- mangelnder Lebenskraft

HILFT DER PSYCHE

- im Hier und Jetzt zu leben
- sich selbst anzunehmen
- Frieden und Einklang zu finden
- Dickköpfigkeit zu überwinden
- bei Stress und Hektik

Lage: Energiepunkt 26 befindet sich jeweils am äußeren Rand der Schulterblätter, in Nähe der Achseln. (2) Suchhilfe: Legen Sie die Hände in die Achseln, die Arme sind dabei über Kreuz. Die Daumen weisen zur Körpervorderseite, die übrigen Finger liegen am Schulterblattrand. Dort ist Punkt 26.

Strömanleitung: Die Fingerspitzen der rechten Hand leicht auf den linken Energiepunkt 26 legen. Gleichzeitig: Die Finger der linken Hand leicht auf den rechten Energiepunkt 26 legen.

Kurzgriff: Die Mitte der Handinnenflächen erst links, dann rechts halten

Öffnungsgriff: Energiepunkte 17 und 22 über Kreuz halten: rechte Hand auf linke 22 und linke Hand auf rechte 17. Dann wechseln: linke Hand auf rechte 22, rechte Hand auf linke 17.

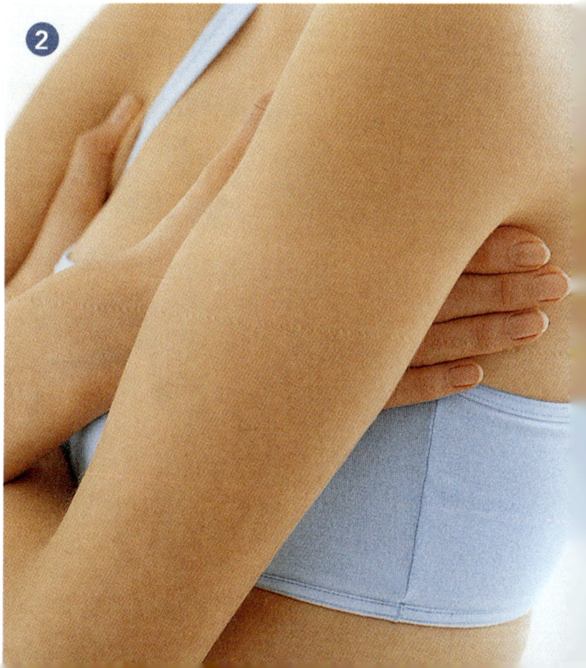

DER HAUPTZENTRALSTROM – DIE PERFEKTE TANKSTELLE FÜR MEHR ENERGIE

Der Hauptzentralstrom, auch Mittellinie genannt, ist die Quelle für neue Lebenskraft. Strömen Sie jede Sequenz mindestens drei Minuten lang, am besten im Liegen.

1.Strömsequenz

Legen Sie die rechte Hand auf den höchsten Punkt des Kopfes. (1) Die Hand bleibt an dieser Stelle bis zur 7. Strömsequenz ruhig liegen. Legen Sie die Fingerspitzen der linken Hand zwischen die Augenbrauen. (2) Diese Sequenz unterstützt die Gehirnfunktion, die geistige Vitalität, das klare Denken und das Erinnerungsvermögen, den Hormonhaushalt und das Nervensystem, macht den Kopf frei und stärkt die Lebenskraft.

2.Strömsequenz

Die rechte Hand bleibt liegen. Legen Sie die Fingerspitzen der linken Hand auf die Nasenspitze. (3) Damit stärken Sie die Fortpflanzungsorgane, den Unterleib, den Beckengürtel und die Körperoberfläche.

3.Strömsequenz

Die rechte Hand bleibt liegen. Legen Sie die Fingerspitzen der linken Hand auf das obere Ende des Brustbeins, unter das Halsgrübchen. (4) Diese Strömsequenz unterstützt den gesamten Halsbereich, die Sprache, die Schilddrüse und den Stoffwechsel.

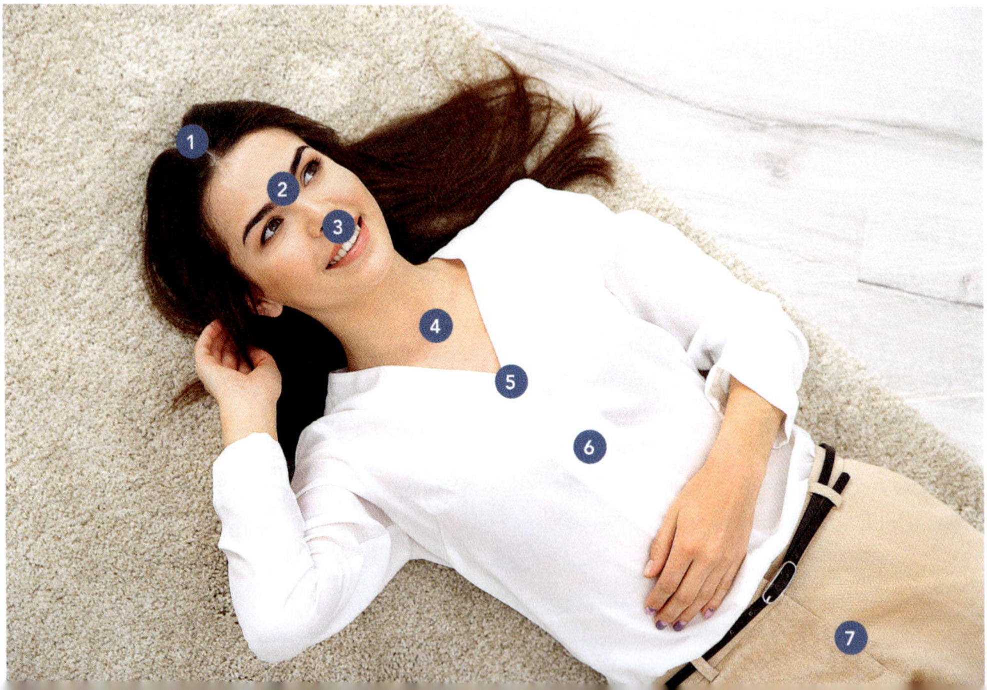

4.Strömsequenz

Die rechte Hand bleibt liegen. Legen Sie die Fingerspitzen der linken Hand auf die Mitte des Brustbeines. (5) Das stärkt Atmung, Lunge, Herz, Gefäße, Becken und Hüften. Die Sequenz aktiviert zudem die Thymusdrüse und stärkt damit auch das Immunsystem. Sie harmonisiert außerdem Schuldgefühle und seelischen Schmerz.

5.Strömsequenz

Die rechte Hand bleibt liegen. Legen Sie die Fingerspitzen der linken Hand auf das Ende des Brustbeins. (6) Diese Sequenz unterstützt Milz, Herz, Nerven, Magen, Verdauung und den Hormonhaushalt. Darüber hinaus harmonisiert sie Stress, Hass-, Eifersuchts- und Verzweiflungsgefühle. Über diese Strömsequenz erreichen Sie auch den Solarplexus, das Energiezentrum, welches für Klarheit und Abgrenzung steht.

6.Strömsequenz

Die rechte Hand bleibt liegen. Legen Sie die Fingerspitzen der linken Hand auf den oberen Schambeinrand. (7) Diese Strömsequenz stärkt die Körperstabilität, die Wirbelsäule und die Fortpflanzungsorgane.

KRAFT FÜR JEDE TAGESZEIT TANKEN

Der Hauptzentralstrom hilft Ihnen immer wieder, zu Ihrer Mitte zu finden. Eine Auszeit, die so guttut, dass sie gerne zum täglichen Ritual wird. Finden Sie für sich heraus, zu welcher Tageszeit Sie Entspannung und einen ganz besonderen Energieschub benötigen:
Am Morgen hilft dieser Strom, um gut in den Tag zu kommen und allen Anforderungen gelassen entgegenzugehen. Mittags gibt er die Möglichkeit, einen Moment bei sich zu sein und zu entspannen. Und abends unterstützt er dabei, alles Erlebte zu ordnen, den Tag gut abzuschließen und erholsam zu schlafen.
Machen Sie es sich zum Strömen immer so bequem wie möglich: lockere Kleidung, ein kleines Kissen und eine Decke können hier sehr hilfreich sein. Genießen Sie diese Zeit ganz bewusst. Freuen Sie sich auf Ihr kleines Ritual, das Ihnen Kraft und Wohlbefinden schenkt.

7.Strömsequenz

Jetzt legen Sie die Fingerspitzen der rechten Hand unter das Steißbein, die Finger der linken Hand bleiben auf dem Schambein **(siehe Seite 80, Foto 2)**. Diese Strömsequenz bringt nicht nur Energie in den gesamten Körper, harmonisiert vom Kopf bis in die Fußspitzen und umgekehrt. Sie unterstützt auch die Fortpflanzungsenergie.

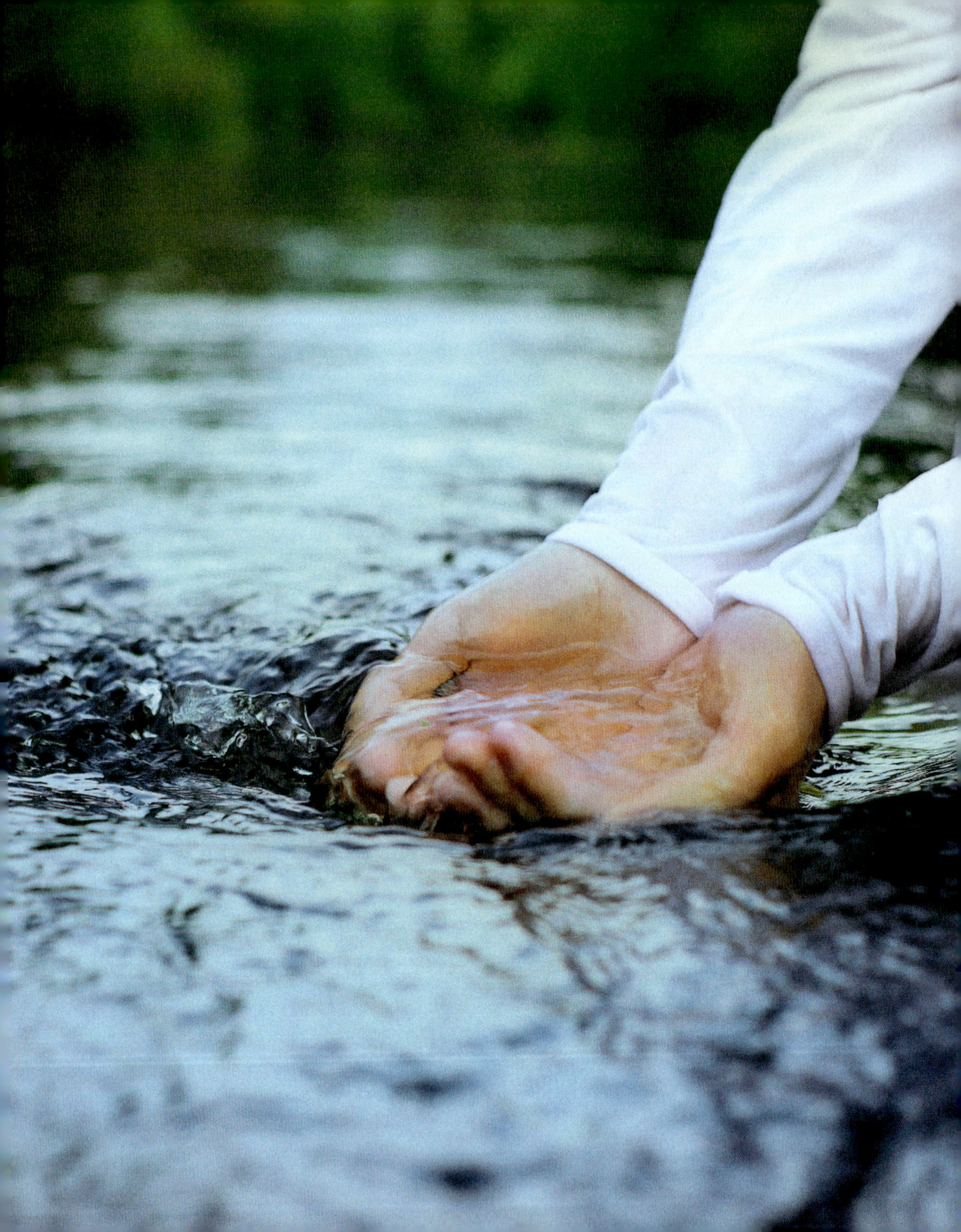

FÜR ALLE FÄLLE DEN RICHTIGEN STRÖMGRIFF

In diesem Kapitel finden Sie viele Alltagsbeschwerden, gegen die Sie sich strömen können. Und Sie erfahren, wie Sie Beschwerden eines kranken Kindes lindern und wie Strömen in Notfällen unterstützend helfen kann.

BESCHWERDEN VON A–Z
74

DAS STRÖMEN VON KINDERN
114

STRÖMEN IN NOTFÄLLEN
118

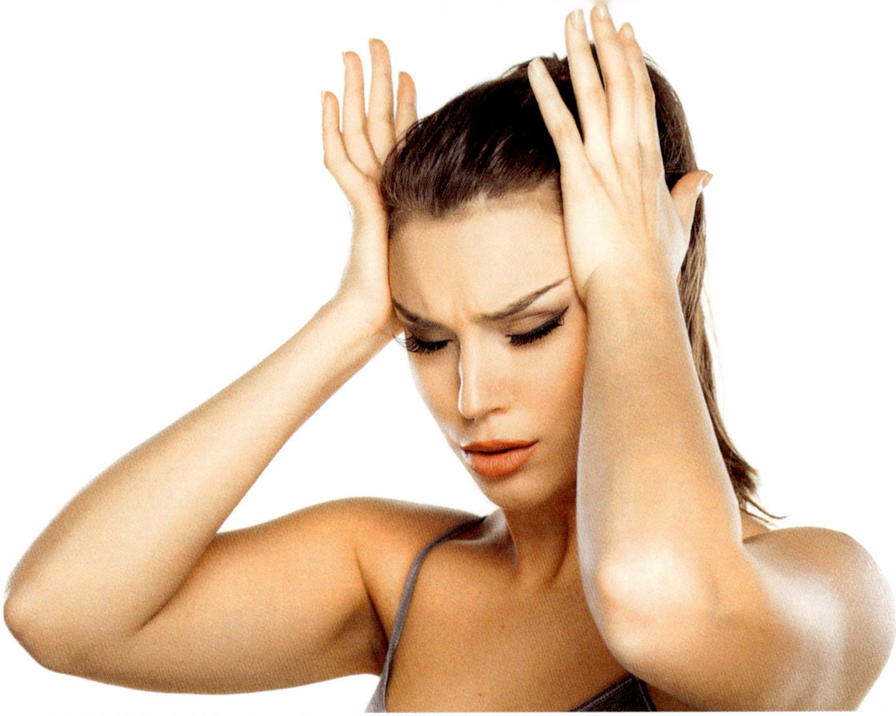

BESCHWERDEN VON A–Z

Die Technik des Jin Shin Jyutsu haben Sie auf den vorherigen Seiten ausführlich kennengelernt. In diesem Kapitel finden Sie nun zahlreiche Beschwerden und Krankheiten, alphabetisch geordnet. Viele davon konnten Sie schon auf den Seiten über das Strömen der Finger und der Energiepunkte finden und Sie können auch weiterhin den angegebenen Finger oder Energiepunkt strömen. Die Griffkombinationen hier im Ström-ABC gehen jedoch darüber hinaus, sie wirken bei den genannten Beschwerden noch gezielter.

SOFORT ANZUWENDEN

Mithilfe der Fotos sind die Griffkombinationen auch ohne Vorkenntnisse ganz einfach sofort anwendbar. Wer bei der Lage der

Energiepunkte dennoch ein wenig unsicher ist, dem helfen die Abbildungen in der **hinteren Buchklappe** und ebenso die Detailfotos und Suchhilfen unter den einzelnen Energiepunkten ab **Seite 44** weiter.

Beim Strömen der Griffkombinationen müssen Sie die angegebenen Energiepunkte manchmal gleichseitig und manchmal über Kreuz halten. Steht im Text: »gleichseitig halten« – also auf derselben Seite –, werden zugleich die Energiepunkte derselben Körperseite geströmt, etwa rechter Punkt 1 und rechter Punkt 2. Steht »über Kreuz halten«, müssen Sie zum Beispiel Punkt 1 auf der linken Körperseite und Punkt 2 auf der rechten Körperseite zur gleichen Zeit halten.

Als Hilfe für unterwegs ist jeweils der Kurzgriff, das Strömen der Finger, angegeben. Für den Kurzgriff müssen Sie immer den rechten und den linken angegebenen Finger nacheinander strömen.

Neben den Energiepunkten und Fingern werden Sie in diesem Kapitel auch die Zehen und bisher noch nicht besprochene Körperpunkte strömen und zusätzlich besondere Fingerpositionen kennenlernen. Diese Kombinationen gehören zum Fachwissen der Jin Shin Jyutsu-Therapeuten und sind oftmals Bestandteil spezieller Organ- oder Tiefenströme. Suchen Sie einen Jin Shin Jyutsu-Therapeuten auf, wenn sich Ihre Beschwerden nicht bessern oder wenn Sie unter schweren, langwierigen und chronischen Erkrankungen leiden. Dass Strömen nicht den Arzt oder Heilpraktiker ersetzt, aber medizinische Maßnahmen immer unterstützen kann, darauf wurde bereits mehrfach hingewiesen.

So viel Zeit muss sein

Als Zeitrahmen fürs Strömen gilt wie bereits gesagt: mindestens drei Minuten strömen, bei akuten oder chronischen Beschwerden etwa 10 bis 20 Minuten pro Griffkombination, möglichst mehrmals täglich, bis zu insgesamt einer Stunde.

Einfach sanft die Finger auflegen

Um Blockaden zu lösen, brauchen Sie keine Kraft. Legen Sie die Finger locker auf, denn so spüren Sie die Reaktion unter den Fingern am besten und können wahrnehmen, was Ihnen der Energiepunkt mitteilt.

GESUND SEIN – EIN LOHNENDES PROJEKT

Im Jin Shin Jyutsu spricht man nicht von Krankheiten, sondern von Projekten. Krankheiten vermitteln oft das Gefühl, ihnen hilflos ausgeliefert zu sein. An Projekten hingegen kann man arbeiten und mit dem Strömen lässt sich jedes Projekt positiv beeinflussen. Fügen Sie sich also nicht in ein vermeintlich unabänderliches Schicksal, sondern packen Sie Ihr Projekt Gesundheit aktiv, positiv und ganz bewusst an.

ALLERGIEN

Ob gegen Pollen, Gräser, Staub, Tierhaare, Nahrungsmittel oder andere Stoffe: Eine Allergie ist Ausdruck starker Abwehr, die Körper und Seele belastet. Es lohnt sich, darüber nachzudenken, ob vielleicht gerade Lebensumstände oder zwischenmenschliche Beziehungen »allergisch« machen. Diese Griffkombination hat sich bei allen Arten von Allergien bewährt:

- Energiepunkte hohe 19 über Kreuz halten (1)
- **Strömanleitung:** Energiepunkt hohe 19 befindet sich genau eine Handbreit über Energiepunkt 19 und ist in den meisten Fällen sehr druckempfindlich: Die Fingerspitzen der rechten Hand auf linken Punkt hohe 19 legen. Gleichzeitig die Fingerspitzen der linken Hand auf rechten Punkt hohe 19 legen.
- **Kurzgriff:** Daumen halten

AUGENBESCHWERDEN

Die häufigsten Augenprobleme sind Kurz- und Weitsichtigkeit. Aber auch Bindehautentzündung, grauer und grüner Star sowie tränende, müde und juckende Augen beeinträchtigen das Wohlbefinden. Manchmal treten Augenbeschwerden auf, wenn man etwas im übertragenen Sinne nicht mehr sehen will, nicht mehr sehen kann oder lieber wegschauen möchte.

- Energiepunkte 4 und 21 über Kreuz halten (2)
- **Strömanleitung:** Die Fingerspitzen der rechten Hand auf rechten Energiepunkt 4 legen. Gleichzeitig die Fingerspitzen der linken Hand auf linken Punkt 21 legen. Dann wechseln: Finger der linken Hand auf linken Punkt 4, Finger der rechten Hand auf rechten Punkt 21 legen.
- **Kurzgriff:** Die Daumen und/oder die Ringfinger halten

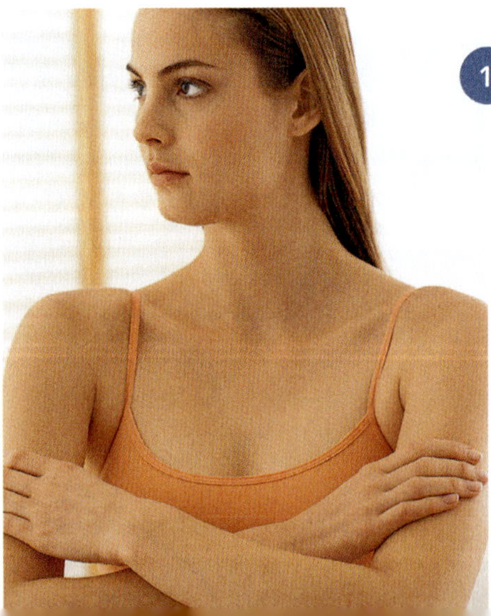

1

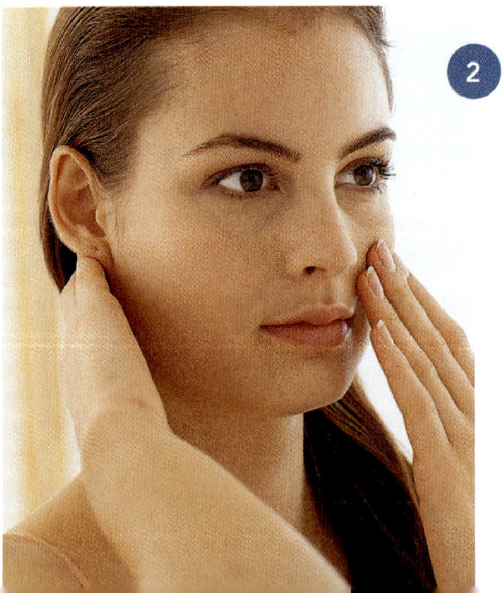

2

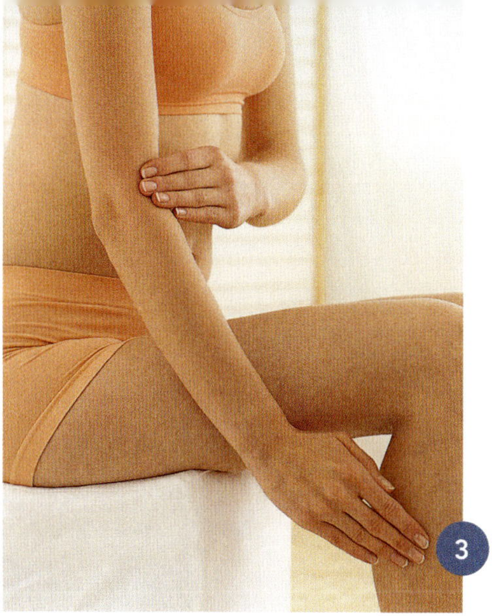

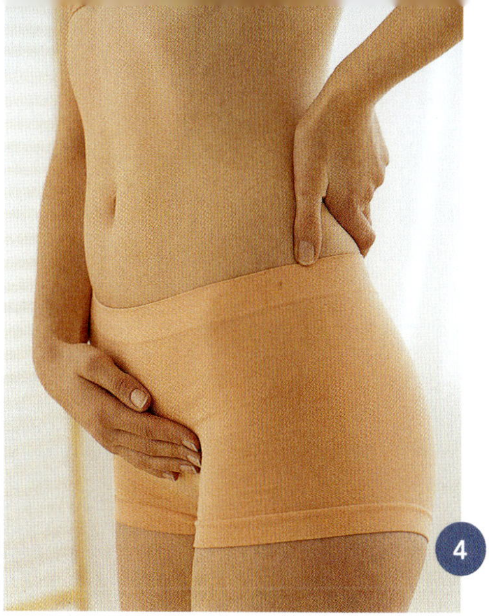

BALLENBESCHWERDEN

Im Ballen kann eine Veränderung des Großzehengrundgelenkes (Hallux valgus) zu Reizungen und Entzündungen der Knochenhaut führen. Im übertragenen Sinne stehen die Zehen für Halt und Verwurzelung, die Füße für Standhaftigkeit.

- Energiepunkte tiefe 8 und 19 gleichseitig halten (3)
- **Strömanleitung:** Die Finger der rechten Hand auf rechten Energiepunkt tiefe 8 legen: Der liegt genau eine Handbreit unter Punkt 8. Gleichzeitig die Finger der linken Hand auf rechten Punkt 19 legen. Dann wechseln: Finger der linken Hand auf linken Punkt tiefe 8, Finger der rechten Hand auf linken Punkt 19 legen.
- **Kurzgriff:** Erst die Daumen, dann die Zeigefinger halten

BEINE, SCHWERE

Nicht nur bei Krampfadern, auch nach einem langen Arbeitstag hat so mancher mit einem Schweregefühl in den Beinen zu kämpfen. Die Beschwerden entstehen, wenn sich das Blut in den Venen staut. Auslöser ist meist langes Sitzen oder Stehen. Oft ist es auch Wärme.

- Energiepunkte 15 und 2 gleichseitig halten (4)
- **Strömanleitung:** Die Fingerspitzen der rechten Hand auf linken Energiepunkt 15 legen. Gleichzeitig die Finger der linken Hand auf linken Punkt 2 legen. Dann wechseln: Finger der linken Hand auf rechten Punkt 15, Finger der rechten Hand auf rechten Punkt 2 legen.
- **Kurzgriff:** Erst die Mittelfinger, dann die Zeigefinger halten

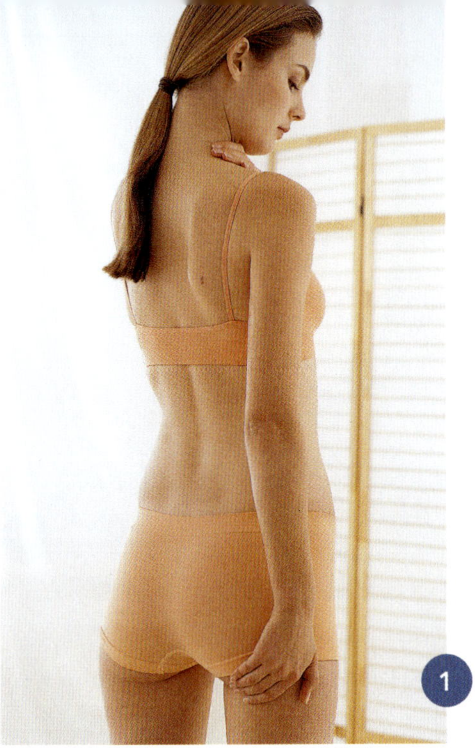

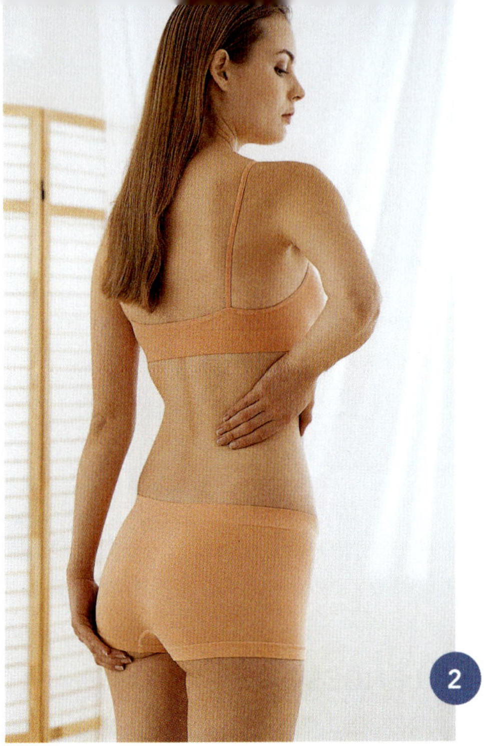

BLÄHUNGEN

Nahrungsmittelunverträglichkeiten und Allergien können Blähungen verursachen, meist sind es jedoch harmlose Lebensmittel. Vielleicht will man nur mal »Luft ablassen«.

- Die Energiepunkte 11 und 25 gleichseitig halten (1)
- **Strömanleitung:** Die Fingerspitzen der linken Hand auf rechten Energiepunkt 11 legen. Gleichzeitig die Fingerspitzen der rechten Hand auf rechten Punkt 25 legen. Dann wechseln: Finger der rechten Hand auf linken Punkt 11, Finger der linken Hand auf linken Punkt 25 legen.
- **Kurzgriff:** Daumen halten

BLASENBESCHWERDEN

Häufig geht es bei Blasenproblemen um seelischen Druck. Strömen hilft dabei, zu erkennen, wer oder was Druck macht.

BLASENENTZÜNDUNG

Verkühlung oder Bakterien sind oft Auslöser einer Blasenentzündung. Häufig »brennt« auch seelischer Druck darauf, losgelassen zu werden.

- Energiepunkte 23 und 25 über Kreuz halten (2)
- **Strömanleitung:** Die Fingerspitzen der rechten Hand auf rechten Punkt 23 legen. Gleichzeitig die Fingerspitzen der linken

Hand auf linke 25 legen. Dann wechseln: Finger der linken Hand auf linke 23, Finger der rechten Hand auf rechte 25.

- **Kurzgriff:** Zeigefinger halten

BLASENSCHWÄCHE

Beckenbodengymnastik und regelmäßiges Strömen helfen, die Kontrolle über die Blase wiederzuerlangen.

- Energiepunkte 12 und 25 gleichseitig halten (3)
- **Strömanleitung:** Die Fingerspitzen der linken Hand auf linken Energiepunkt 12 legen. Gleichzeitig die Fingerspitzen der rechten Hand auf linken Punkt 25 legen. Dann wechseln: Finger der rechten Hand auf rechten Punkt 12, Finger der linken Hand auf rechten Punkt 25 legen.
- **Kurzgriff:** Zeigefinger halten

REIZBLASE

Ursache für häufigen Harndrang ist oft die Verkrampfung der Blasenmuskulatur.

- Energiepunkte 2 und hohe 1 über Kreuz halten (4)
- **Strömanleitung:** Die Finger der rechten Hand auf linken Energiepunkt 2 legen. Gleichzeitig die Finger der linken Hand auf rechten Punkt hohe 1 (der liegt eine Handbreit über Punkt 1) legen. Dann wechseln: Finger der linken Hand auf rechten Punkt 2, Finger der rechten Hand auf Energiepunkt linke hohe 1 legen.
- **Kurzgriff:** Zeigefinger halten

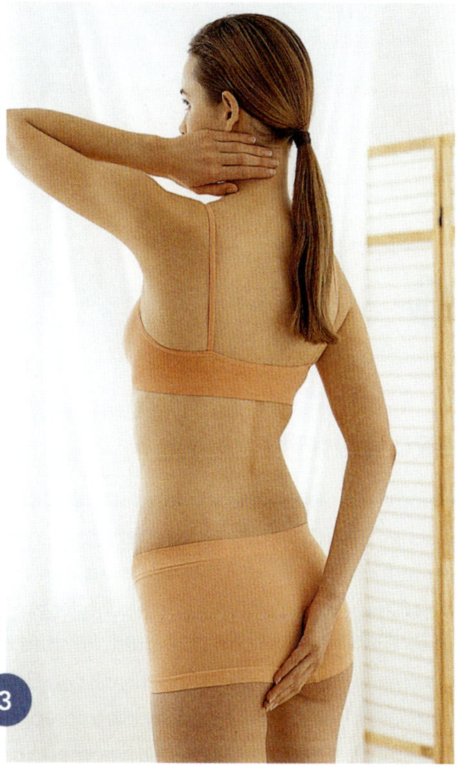

3

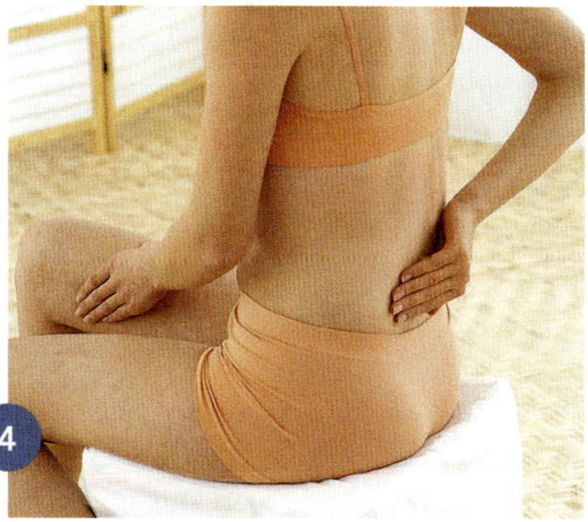

4

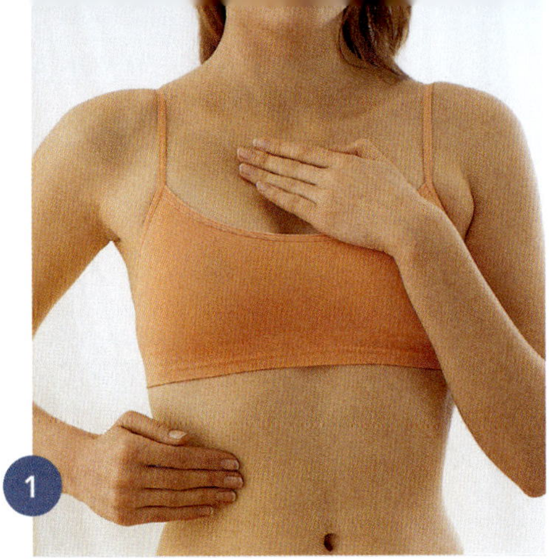

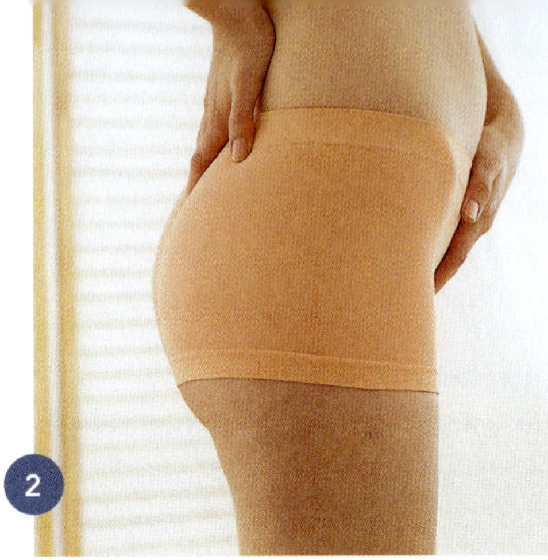

BRONCHITIS

Man unterscheidet zwischen akuter und chronischer Bronchitis. Die akute tritt oft im Winter auf, verursacht durch einen Virusinfekt. Aber auch kalte Luft und chemische Reize, etwa das Einatmen von Dämpfen, können die Erkrankung hervorrufen. Für chronische Bronchitis ist oft Rauchen oder eine verschleppte Erkältung verantwortlich. Beim Strömen können alle Formen über die Lungenenergie harmonisiert werden.

- Punkte 14 und 22 gleichseitig halten (1)
- **Strömanleitung:** Die Fingerspitzen der rechten Hand auf rechten Energiepunkt 14 legen. Gleichzeitig die Fingerspitzen der linken Hand auf rechten Punkt 22 legen. Dann wechseln: Finger der linken Hand auf linken Punkt 14, Finger der rechten Hand auf linken Punkt 22 legen.
- **Kurzgriff:** Ringfinger halten

DURCHBLUTUNGSSTÖRUNGEN DER BEINE

Die Arterien versorgen den Körper mit sauerstoffreichem Blut. Kommt es zu einer Gefäßverengung, etwa durch eine Arterienverkalkung, wird das Gewebe nicht mehr genügend mit Sauerstoff und Nährstoffen versorgt. Dadurch schmerzen die Beine, werden taub und fühlen sich kalt an. Risikofaktoren sind besonders Rauchen, Diabetes und erhöhtes Cholesterin. Jin Shin Jyutsu hilft, die Durchblutung wieder anzuregen.

- Steißbein und Schambein halten (2)
- **Strömanleitung:** Fingerspitzen der rechten Hand auf das Steißbein legen. Gleichzeitig die Finger der linken Hand auf das Schambein legen. Wechseln: Fingerspitzen der linken Hand auf das Steißbein, Finger der rechten Hand aufs Schambein legen.
- **Kurzgriff:** Zeigefinger halten

DURCHFALL

Akuter Durchfall kann durch verdorbene Nahrungsmittel, Krankheitskeime oder Antibiotika hervorgerufen werden. Der Körper will dadurch Erreger oder Gifte wieder loswerden. Auslöser von chronischem Durchfall sind beispielsweise Darmentzündungen oder ein Reizdarm. Verursacht wird Durchfall auch durch Stress oder belastende Lebenssituationen. Bei Durchfall über mehrere Tage sollten Sie den Arzt aufsuchen.

- Energiepunkte 2 und 8 über Kreuz halten (3)
- **Strömanleitung:** Die Finger der rechten Hand auf rechten Energiepunkt 2, die Finger der linken Hand auf linken Punkt 8 legen. Dann wechseln: Finger der linken Hand auf linken Punkt 2, Finger der rechten Hand auf rechten Punkt 8 legen.
- **Kurzgriff:** Ringfinger halten

ELLBOGENBESCHWERDEN

Meist sind es immer wiederkehrende Bewegungsabläufe bei monotonen Arbeiten, Tennis- oder Golfspielen, die das Ellbogengelenk überbeanspruchen, dadurch Entzündungen hervorrufen und Schmerzen bereiten. Man spricht bei diesen Beschwerden auch vom Tennisarm. Im körperlichen wie im sprichwörtlichen Sinn sollte man die Ellbogen zurückhaltender einsetzen.

- Die Energiepunkte 11 und 19 über Kreuz halten (4)
- **Strömanleitung:** Die Fingerspitzen der linken Hand auf rechten Energiepunkt 11 legen. Gleichzeitig die Finger der rechten Hand auf linken Punkt 19 legen. Dann wechseln: Finger der rechten Hand auf linken Punkt 11, Finger der linken Hand auf rechten Punkt 19 legen.
- **Kurzgriff:** Zeigefinger halten

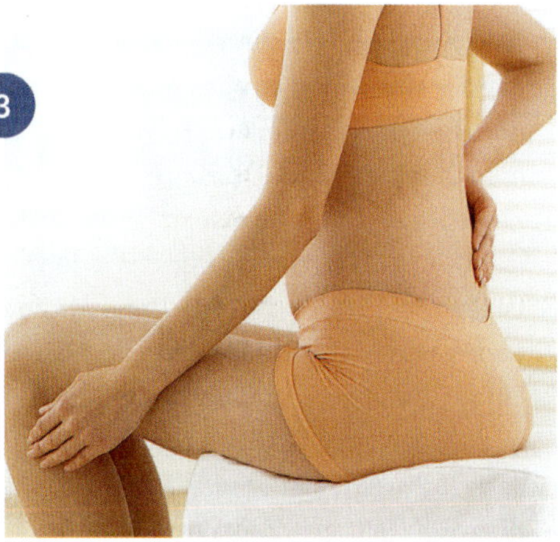

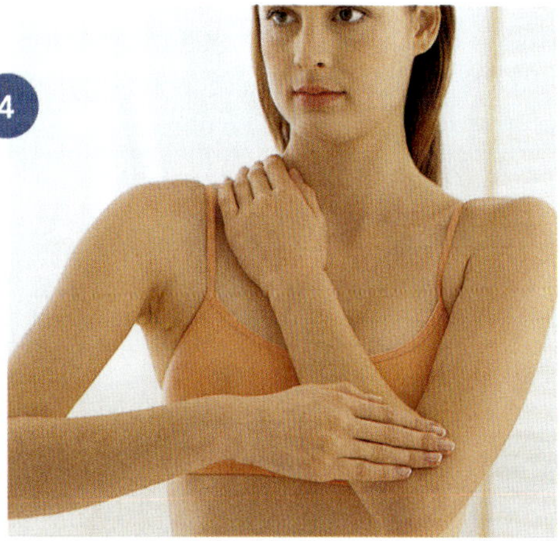

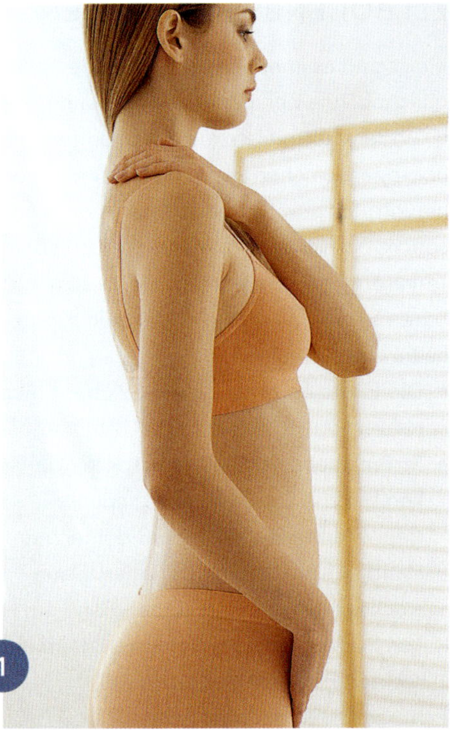

1

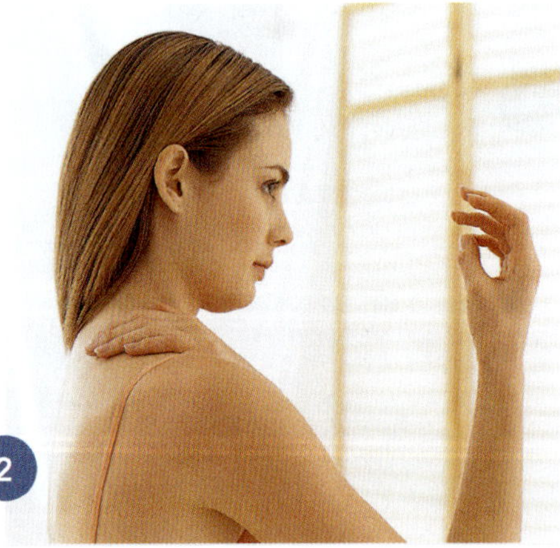

2

ERBRECHEN

Nicht nur Nahrung und Medikamente, auch Belastendes, das »wie ein Stein im Magen liegt«, kann Erbrechen hervorrufen.

- Energiepunkte 3 und 15 gleichseitig halten (1)
- **Strömanleitung:** Die Fingerspitzen der linken Hand auf rechte 3 legen. Gleichzeitig die Finger der rechten Hand auf rechte 15 legen. Dann wechseln: Die Finger der rechten Hand auf linke 3, die Finger der linken Hand auf linke 15 legen.
- **Kurzgriff:** Daumen halten

ERKÄLTUNG

Bei Schnupfen und Halsschmerzen hat man vielleicht die »Nase voll«, ist »verschnupft«, will nichts mehr »schlucken«.

- Energiepunkt 3 und Finger halten (2)
- **Strömanleitung:** Die Finger der linken Hand auf rechten Energiepunkt 3 legen. Gleichzeitig bildet die rechte Hand nacheinander einen Ring aus Daumen und kleinem Finger, Daumen und Ringfinger, Daumen und Mittelfinger, Daumen und Zeigefinger. Dann wechseln: Finger der rechten Hand auf linken Punkt 3 legen. Gleichzeitig bildet die linke Hand nacheinander einen Ring aus Daumen und kleinem Finger, Daumen und Ringfinger, Daumen und Mittelfinger, Daumen und Zeigefinger. Jede Griffkombination drei Minuten halten.
- **Kurzgriff:** Mittelfinger halten

ERSCHÖPFUNG

Nach einer schweren Krankheit, seelischer Belastung, beruflichem oder privatem Dauerstress fühlt man sich ausgelaugt, kraft- und energielos.

- Energiepunkte 11 und hohe 19 gleichseitig halten (3)
- **Strömanleitung:** Die Fingerspitzen der linken Hand auf linken Punkt 11 legen. Gleichzeitig die Fingerspitzen der rechten Hand auf linken Punkt hohe 19 (eine Handbreit über Punkt 19) legen. Dann wechseln: Finger der rechten Hand auf rechten Punkt 11, Finger der linken Hand auf rechten Punkt hohe 19 legen.
- **Kurzgriff:** Erst die Daumen, dann die kleinen Finger halten

ESSSTÖRUNGEN

Kummer und Stress sind häufig Auslöser für gestörtes Essverhalten.

APPETITLOSIGKEIT

Bei Krankheiten und in psychisch belastenden Situationen vergeht uns der Appetit.

- Energiepunkte 13 und 1 gleichseitig halten (4)
- **Strömanleitung:** Die Finger der linken Hand auf rechten Energiepunkt 13 legen. Gleichzeitig die Finger der rechten Hand auf rechten Punkt 1 legen. Dann wechseln: Finger der rechten Hand auf linken Punkt 13, Finger der linken Hand auf linken Punkt 1 legen.
- **Kurzgriff:** Mittelfinger halten

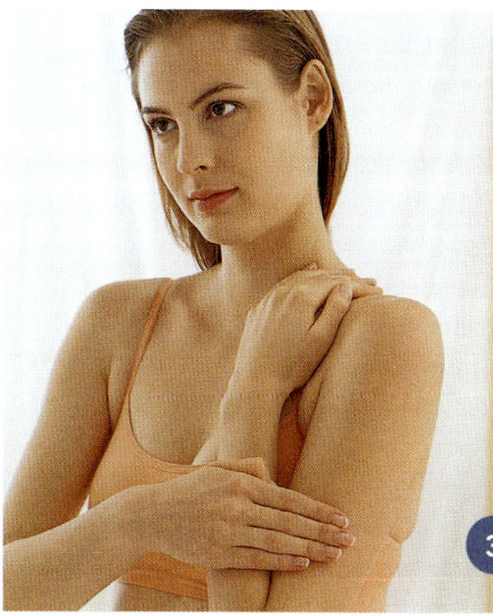

3

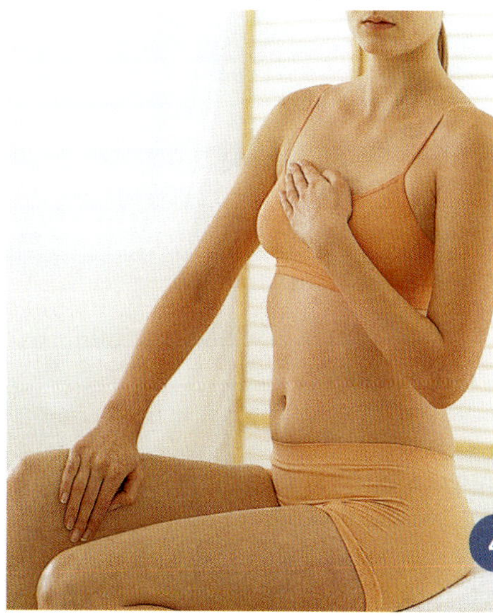

4

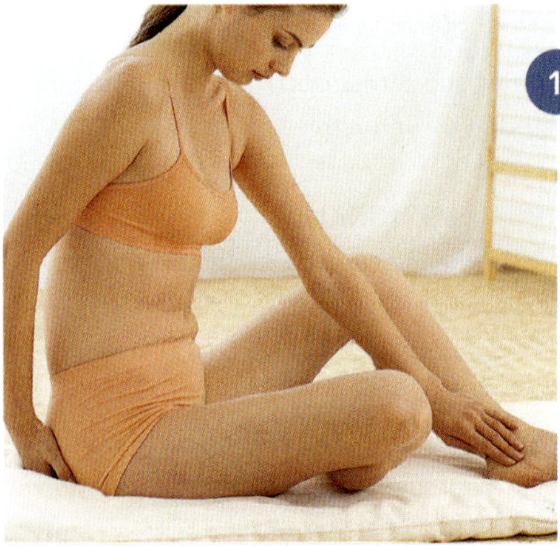

1

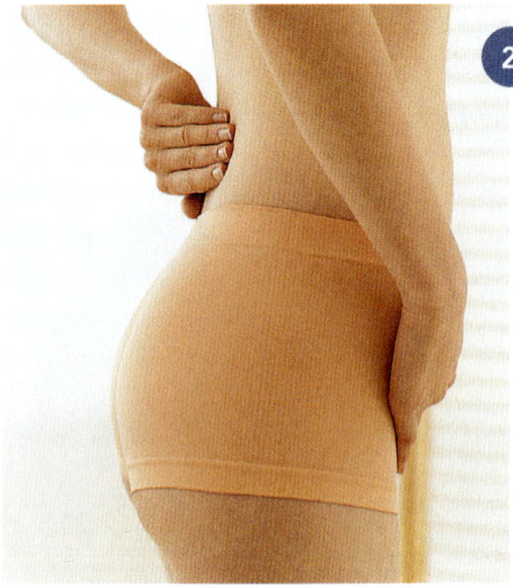

2

ÜBERMÄSSIGER APPETIT

Bei Heißhunger oder zu großem Appetit ist das Essen keine Reaktion auf ein körperliches Hungergefühl mehr, sondern Ersatz für ein psychisches Bedürfnis, zum Beispiel nach Liebe und Zuneigung.

- Energiepunkt 5 und Steißbein halten (1)
- **Strömanleitung:** Die Fingerspitzen der linken Hand auf linken Energiepunkt 5 legen. Gleichzeitig die Finger der rechten Hand auf das Steißbein legen. Dann wechseln: Finger der rechten Hand auf rechten Punkt 5 legen, Finger der linken Hand auf das Steißbein legen.
- **Kurzgriff:** Daumen halten

FIEBER

Fieber zeigt an, dass der Körper mithilfe von erhöhter Temperatur Krankheitserreger bekämpft. Strömen hilft, die Körpertemperatur zu regulieren.

MÄSSIGES FIEBER (BIS 39 °C)

Unterstützend zum Strömen können Sie Wadenwickel anlegen. Aber nur wenn die Füße warm sind. Hält mäßiges Fieber länger als drei Tage an, empfiehlt es sich, einen Arzt aufzusuchen.

- Energiepunkte 2 und 15 gleichseitig halten (2)
- **Strömanleitung:** Die Fingerspitzen der linken Hand auf rechten Energiepunkt 2, die Finger der rechten Hand auf rechten Punkt 15 legen. Dann wechseln: Finger der rechten Hand auf linken Punkt 2, Finger der linken Hand auf linken Punkt 15 legen.
- **Kurzgriff:** Mittelfinger halten

HOHES FIEBER (AB 39 °C)

Fieber ab 39 °C zeigt, dass eine ernst zu nehmende Krankheit dahintersteckt. Oftmals ist Fieber begleitet von Schüttelfrost, Kopfschmerzen, Übelkeit, Appetitlosigkeit und Lymphdrüsenschwellungen.

- Energiepunkte 3 und 13 gleichseitig halten (3)
- **Strömanleitung:** Die Finger der linken Hand auf linken Energiepunkt 3, die gespreizte rechte Hand über linken Punkt 13 legen. Dann wechseln: Finger der rechten Hand auf rechten Punkt 3, die gespreizte linke Hand über rechten Punkt 13 legen.
- **Kurzgriff:** Mittelfinger halten

GALLENPROBLEME

Fettunverträglichkeit, Gallensteine, Gallenkoliken und Gallenblasenentzündung sind häufige Beschwerden. Neben einer erblichen Disposition und falscher Ernährung spielt auch die Psyche eine Rolle. Unterdrückte und zurückgehaltene Aggressionen, vor allem im familiären Umfeld, lassen einen »Gift und Galle spucken« oder es kommt einem »die Galle hoch«.

FETTUNVERTRÄGLICHKEIT

Wer kein Fett verträgt, bekommt Verdauungsbeschwerden. Er muss aufstoßen, leidet unter Völlegefühl, Unwohlsein, Übelkeit oder Blähungen.

- Energiepunkte 12 und 20 über Kreuz halten (4)
- **Strömanleitung:** Die Finger der linken Hand auf linken Energiepunkt 12 legen. Gleichzeitig die Finger der rechten Hand auf rechten Punkt 20 legen. Dann wechseln: Finger der rechten Hand auf rechten Punkt 12, Finger der linken Hand auf linken Punkt 20 legen.
- **Kurzgriff:** Mittelfinger halten

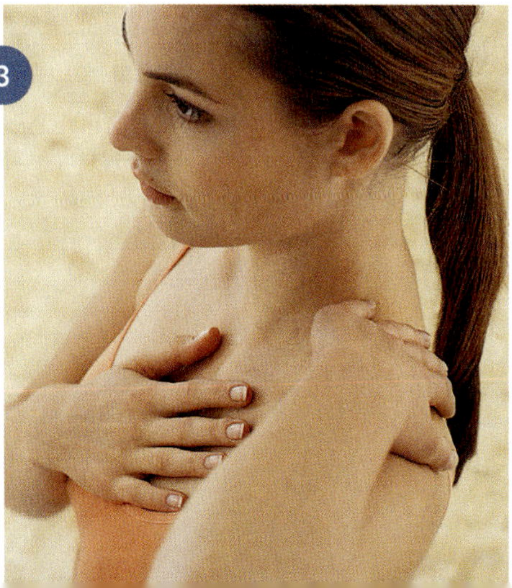

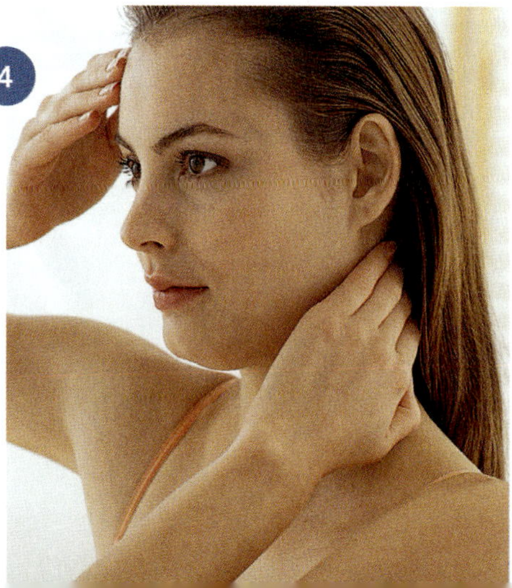

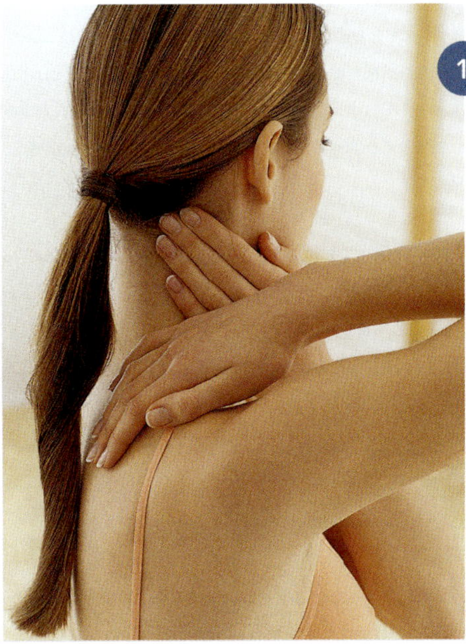

1

GALLENBLASENENTZÜNDUNG

Meist verursacht durch Gallensteine, die die Gallenblase reizen. Es entwickelt sich eine schmerzhafte Entzündung im rechten Oberbauch, die häufig mit Appetitlosigkeit, Übelkeit und Fieber einhergeht.

- Energiepunkte 4 und 3 gleichseitig halten (1)
- **Strömanleitung:** Die Finger der linken Hand auf rechten Energiepunkt 4 legen. Gleichzeitig die Finger der rechten Hand auf rechten Punkt 3 legen. Dann wechseln: Finger der rechten Hand auf linken Punkt 4, Finger der linken Hand auf linken Punkt 3 legen.
- **Kurzgriff:** Mittelfinger halten

GEHIRNERSCHÜTTERUNG

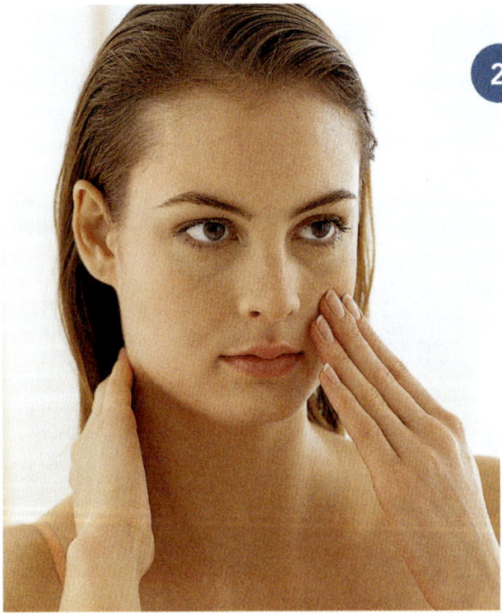

2

Gehirnerschütterung entsteht durch äußere Gewalteinwirkung auf den Kopf. Kopfschmerzen, Übelkeit, Erbrechen und Schwindel sind die Folge. Ruhe ist nötig.

- Punkte 12 und 21 über Kreuz halten (2)
- **Strömanleitung:** Die Finger der rechten Hand auf rechten Energiepunkt 12, die Finger der linken Hand auf linken Punkt 21 legen. Dann wechseln: Finger der linken Hand auf linken Punkt 12, Finger der rechten Hand auf rechten Punkt 21 legen.
- **Kurzgriff:** Zeigefinger halten

GELENKBESCHWERDEN

Steife, verstauchte, überdehnte, geprellte oder gezerrte Gelenke behindern uns in der Beweglichkeit. Manchmal jedoch mangelt es auch an geistiger Beweglichkeit: Man hat sich auf eine Einstellung oder ein Thema »versteift«, ist ein bisschen »verdreht«, es gilt, etwas »richtigzustellen« oder etwas »einzurenken«.

ARTHRITIS UND ARTHROSE

Beide Erkrankungen schränken die Bewegungsfähigkeit stark ein: Arthritis durch Entzündungen der Gelenke, Arthrose durch Abnutzung und Verschleiß der Knochen.

- Kleinen Zeh und Schambein halten (3)
- **Strömanleitung:** Die Fingerspitzen der linken Hand halten den linken kleinen Zeh. Gleichzeitig die Finger der rechten Hand auf den Schambeinrand legen. Dann wechseln: Die Finger der rechten Hand halten den rechten kleinen Zeh, die Finger der linken Hand auf den Schambeinrand legen.
- **Kurzgriff:** Zeigefinger halten

VERSTAUCHUNGEN

Falsche Bewegungen, etwa bei einem Sturz oder Umknicken, können zu einer Zerrung oder Überdehnung der Gelenkbänder führen. Jetzt sind Ruhe und Strömen angesagt.

- Energiepunkte 5 und 16 gleichseitig halten (4)
- **Strömanleitung:** Die Finger der rechten Hand auf rechten Energiepunkt 16 legen. Gleichzeitig die Finger der linken Hand auf rechten Punkt 5 legen. Dann wechseln: Finger der linken Hand auf linken Punkt 16, Finger der rechten Hand auf linken Punkt 5 legen.
- **Kurzgriff:** Erst die Zeigefinger, dann die Daumen halten

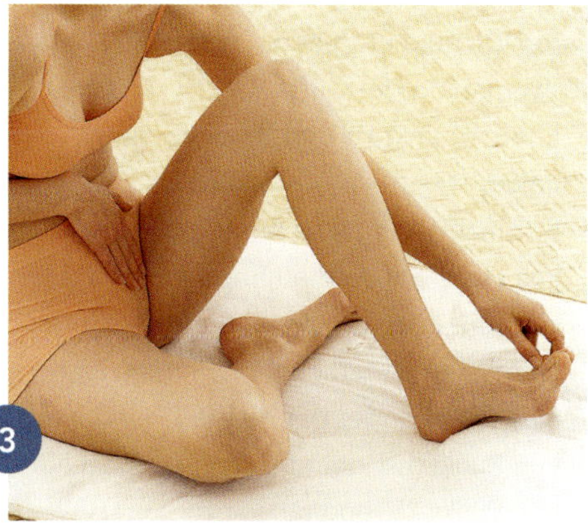

3

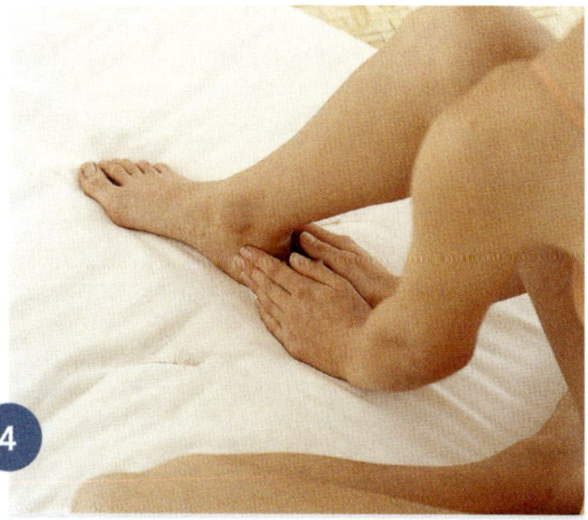

4

GICHT

Bei zu hoher Harnsäurekonzentration im Blut bilden sich Harnsäurekristalle, die sich in den Gelenken ablagern und zu schmerzhaften Entzündungen führen. Durch die Umstellung der Ernährung und naturheilkundliche Maßnahmen bessern sich die Beschwerden. Wichtig ist hier die Untersuchung durch den Arzt. Am besten sollte sogar eine Ernährungsberatung in Erwägung gezogen werden. Strömen unterstützt die Entgiftung, fördert die Ausschwemmung der Giftstoffe.

- Energiepunkte 5 und 25 gleichseitig halten (1)
- **Strömanleitung:** Die Fingerspitzen der linken Hand auf rechten Energiepunkt 5 legen. Gleichzeitig die Finger der rechten Hand auf rechten Punkt 25 legen. Dann wechseln: Finger der rechten Hand auf linken Punkt 5, Finger der linken Hand auf linken Punkt 25 legen.
- **Kurzgriff:** Erst die Mittelfinger, dann die Zeigefinger halten

ÜBERLASTUNG DER GELENKE

Fehlhaltungen in der Bewegung, schwere körperliche Arbeit, langes Stehen, einseitiges oder übertriebenes Fitnesstraining ebenso wie zu viel Körpergewicht führen zu Überlastung der Gelenke. Oft sind es aber auch psychische Lasten, etwa ständige Überforderung, die dem Körper zu schaffen machen, die auf den Schultern lasten, die Haltung verlieren lassen und uns schon mal »in die Knie zwingen«. Mit dieser Jin Shin Jyutsu-Griffkombination nehmen Sie nicht nur die Last von den Gelenken.

- Energiepunkte 1 und 2 über Kreuz halten (2)
- **Strömanleitung:** Die Finger der linken Hand auf rechten Energiepunkt 2 legen. Gleichzeitig die Finger der rechten Hand auf linken Punkt 1 legen. Dann wechseln: Finger der rechten Hand auf linken Punkt 2, Finger der linken Hand auf rechten Punkt 1 legen.
- **Kurzgriff:** Zeigefinger halten

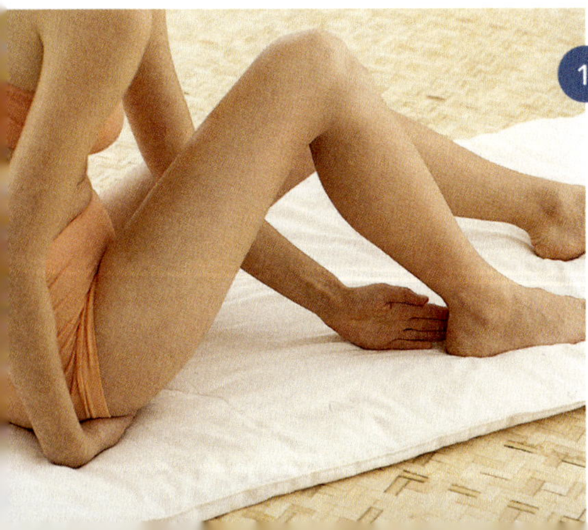

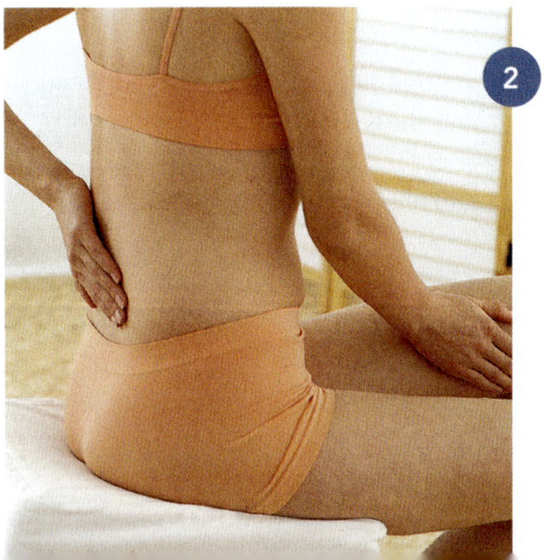

GEWICHTSPROBLEME

Liegt keine Stoffwechselkrankheit vor, können Gewichtsprobleme mit mangelnder Bewegung und mit der Psyche zusammenhängen. Viele Übergewichtige möchten wahrgenommen werden. Das Essen wird zum Ersatz für fehlende Zuwendung. Der Kummerspeck soll vor Verletzungen schützen. Untergewichtige wollen sich oft nichts gönnen, trauen sich keine (Ge)Wichtigkeit zu. Jin Shin Jyutsu reguliert Über- und Untergewicht.

- Energiepunkte 21 und 13 gleichseitig halten (3)
- **Strömanleitung:** Die Finger der rechten Hand auf rechten Energiepunkt 21, gleichzeitig die Finger der linken Hand auf rechten Punkt 13 legen. Dann wechseln: Finger der linken Hand auf linken Punkt 21, Finger der rechten Hand auf linken Punkt 13 legen.
- **Kurzgriff:** Erst die Daumen, dann die Mittelfinger halten

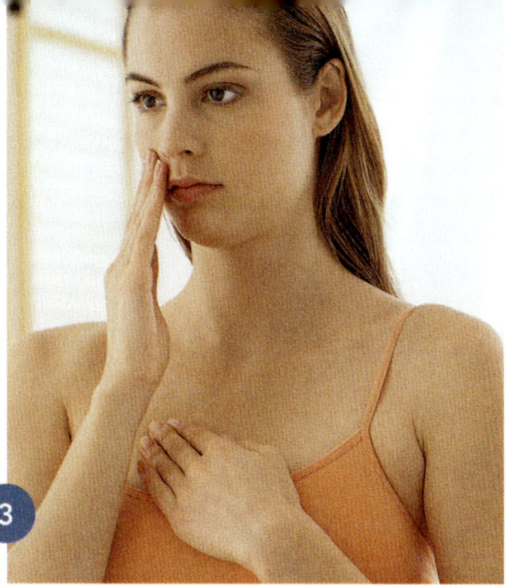

3

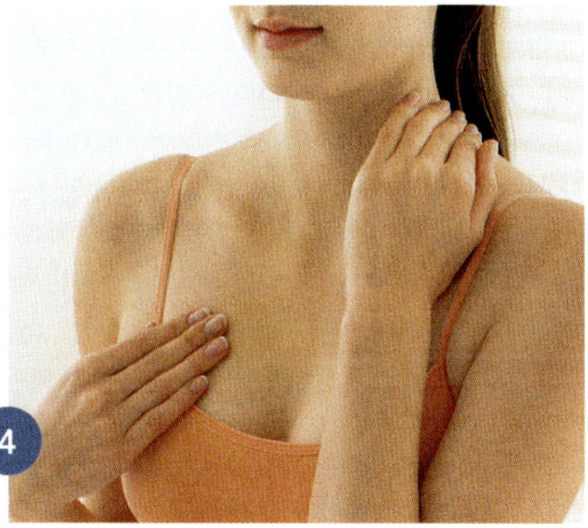

4

HALSSCHMERZEN

Halsschmerzen sind ein typisches Erkältungssymptom. Oft will man dann »nichts mehr schlucken« und »hat einen dicken Hals«. Ist das Immunsystem zu schwach, um Bakterien zu bekämpfen, entsteht bakterielle Angina, die mit einem Antibiotikum behandelt werden muss.

- Energiepunkte 11 und 13 über Kreuz halten (4)
- **Strömanleitung:** Die Fingerspitzen der linken Hand auf linken Energiepunkt 11 legen. Gleichzeitig die Fingerspitzen der rechten Hand auf rechten Punkt 13 legen. Dann wechseln: Finger der rechten Hand auf rechten Punkt 11, Finger der linken Hand auf linken Punkt 13 legen.
- **Kurzgriff:** Kleine Finger halten

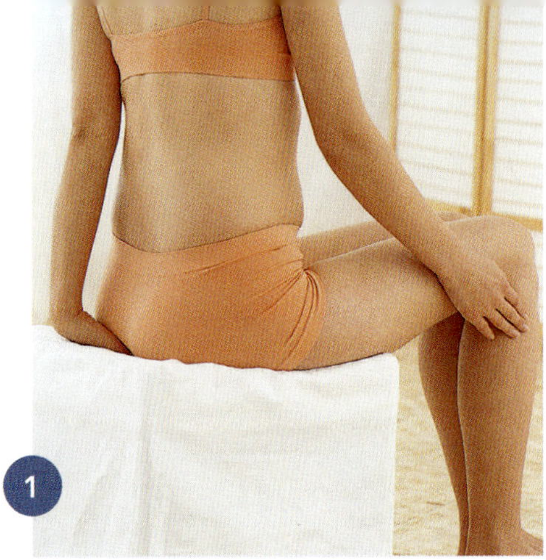

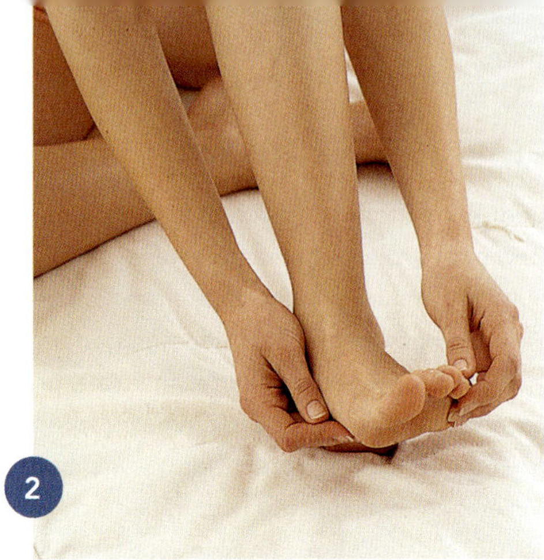

HÄMORRHOIDEN

Häufiger Grund für Hämorrhoiden ist eine angeborene Bindegewebsschwäche. In der Schwangerschaft, bei chronischer Verstopfung und durch eine vorwiegend sitzende Tätigkeit kommt es oft zum Ausbruch der Beschwerden, die sich durch Juckreiz, Brennen und Schmerzen beim Stuhlgang äußern. Es lohnt sich, auf ausgewogene Ernährung und Bewegung zu achten.

- Energiepunkt 8 und Beschwerdepunkt halten (1)
- **Strömanleitung:** Die Fingerspitzen der linken Hand auf den Beschwerdepunkt legen. Gleichzeitig rechte Hand auf rechten Energiepunkt 8 legen. Dann wechseln: Fingerspitzen der rechten Hand auf den Beschwerdepunkt legen, linke Hand auf linken Punkt 8 legen.
- **Kurzgriff:** Zeigefinger halten

HAUTPROBLEME

Akne, Ekzeme und Neurodermitiserkrankungen nehmen zu. Auch Gürtelrose, eine durch Viren verursachte Infektion der Haut, ist weitverbreitet. Solche Beschwerden haben auch eine psychische Komponente. Menschen mit Hautproblemen sind oft »dünnhäutig« oder es »geht ihnen etwas unter die Haut«. Jin Shin Jyutsu kann helfen, dass man sich wieder »in seiner Haut wohlfühlt«.

- Energiepunkt 6 und kleinen Zeh gleichseitig halten (2)
- **Strömanleitung:** Die Finger der rechten Hand auf linken Energiepunkt 6 legen. Gleichzeitig mit den Fingern der linken Hand den linken kleinen Zeh halten. Dann wechseln: Finger der linken Hand auf rechten Punkt 6 legen, mit den Fingern der rechten Hand den rechten kleinen Zeh halten.
- **Kurzgriff:** Erst die kleinen Finger, dann die Daumen halten

HERPES

Lippenherpes ist eine Viruserkrankung, bei der sich an der Lippe kleine nässende Bläschen bilden, die jucken und schmerzen. Auch wenn die Bläschen nach ein paar Tagen abheilen, schlummert der Virus im Körper.

- Energiepunkt 22 und Stelle der Herpesbläschen halten (3)
- **Strömanleitung:** Die Fingerspitzen der rechten Hand kurz über die Stelle mit Herpes legen. Gleichzeitig die Fingerspitzen der linken Hand in einer Linie mit der Herpesstelle auf Energiepunkt 22 legen. Punkt 22 also nur auf der Körperseite mit Herpes strömen und ihn – je nach Herpesstelle – etwas nach rechts oder nach links variieren.
- **Kurzgriff:** Daumen halten

HERZBESCHWERDEN

Weil Herzprobleme lebensbedrohlich sein können, müssen sie immer medizinisch abgeklärt werden. Wer lernt, »auf sein Herz zu hören«, kann seine Beschwerden lindern.

HERZBEKLEMMUNGEN

Beklemmungsgefühle in der Herzgegend sind oft Zeichen psychischer Überlastung. Befragen Sie trotzdem Ihren Arzt.

- Energiepunkte 15 und 6 gleichseitig halten (4)
- **Strömanleitung:** Die Finger der rechten Hand auf rechten Energiepunkt 15, die Finger der linken Hand auf rechten Punkt 6 legen. Dann wechseln: Finger der linken Hand auf linken Punkt 15, Finger der rechten Hand auf linke 6 legen.
- **Kurzgriff:** Kleine Finger halten

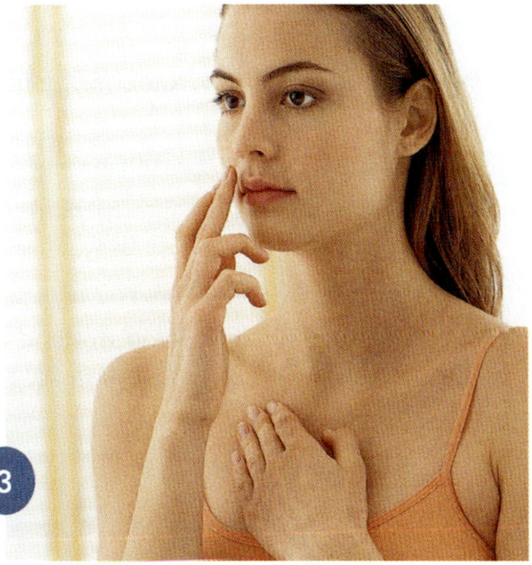

3

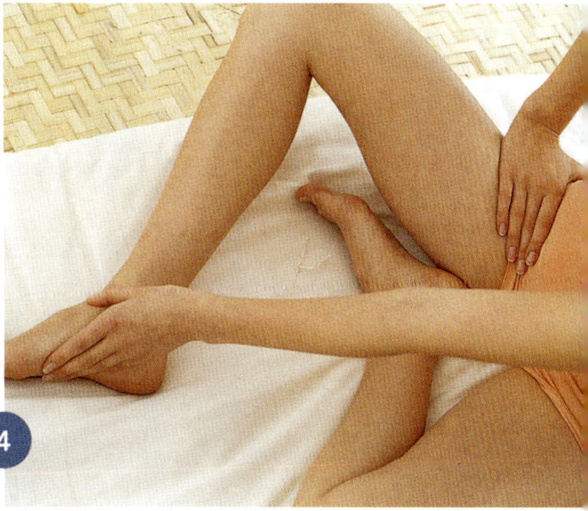

4

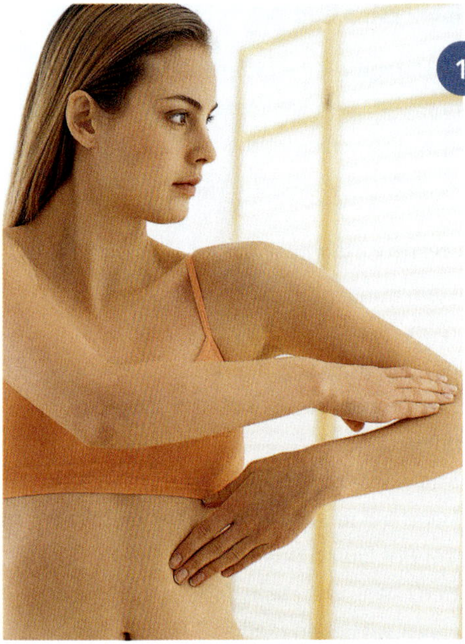

1

HERZRASEN

Das plötzliche Rasen in der Brust dauert meist nur Sekunden und wird oft von Schwindel begleitet. Neben Bluthochdruck sind zu viel Kaffee, Nikotin, Alkohol und Stress häufige Ursachen. Denken Sie an einen gesünderen Lebensstil und strömen Sie unterstützend.

- Energiepunkte 19 und 14 gleichseitig halten (1)
- **Strömanleitung:** Die Finger der linken Hand auf linken Energiepunkt 14 legen. Gleichzeitig die Finger der rechten Hand auf linken Punkt 19 legen. Dann wechseln: Finger der rechten Hand auf rechten Punkt 14, Finger der linken Hand auf rechten Punkt 19 legen.
- **Kurzgriff:** Kleine Finger halten

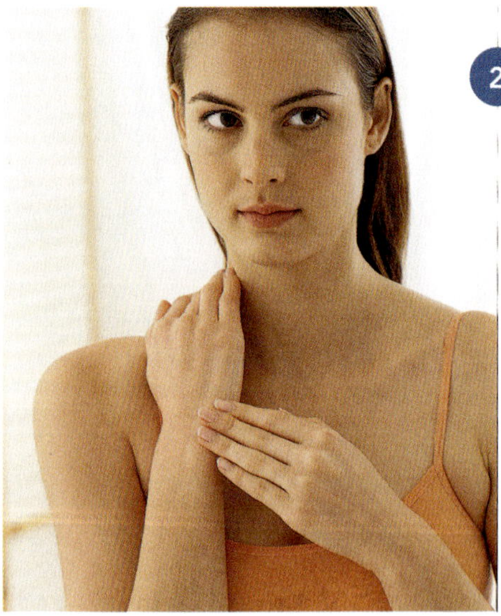

2

HERZSTOLPERN

Die Ursachen für unregelmäßigen Herzschlag sind ähnlich wie beim Herzrasen und sollten ärztlich abgeklärt werden.

- Energiepunkte 11 und 17 gleichseitig halten (2)
- **Strömanleitung:** Die Fingerspitzen der rechten Hand auf rechten Energiepunkt 11 legen. Gleichzeitig die Fingerspitzen der linken Hand auf rechten Punkt 17 legen. Dann wechseln: Finger der linken Hand auf linken Punkt 11, Finger der rechten Hand auf linken Punkt 17 legen.
- **Kurzgriff:** Kleine Finger halten

HITZEWALLUNGEN

Plötzlich auftretende Hitze, die sich über Brust und Kopf ausbreitet und zu einem Schweißausbruch führt, ist typisch für die Wechseljahre. Ursache ist die hormonelle Umstellung. Eine vitamin- und mineralstoffreiche Ernährung und der Verzicht auf Genussmittel können die Symptome lindern. Auch Kneipp'sche Anwendungen, Homöopathie, Schüßlersalze, Bach-Blüten und tägliches Strömen helfen. Wenn Ihnen bei nächtlichem Schweißausbruch das Strömen der Waden unangenehm ist, strömen Sie Energiepunkt 13, **siehe Seite 56**.

- Beide Waden halten (3)
- **Strömanleitung:** Die rechte Hand auf die rechte Wade legen. Gleichzeitig die linke Hand auf die linke Wade legen. Dann wechseln: Rechte Hand auf linke Wade, linke Hand auf rechte Wade legen.
- **Kurzgriff:** Mittelfinger halten

HÜFTBESCHWERDEN

Meist sind Verschleißerscheinungen der Grund für Beschwerden der Hüfte. Schmerzen im Hüftgelenk behindern das Vorwärtsgehen und Weiterkommen, im körperlichen ebenso wie im psychischen Sinn. Jin Shin Jyutsu hilft, die Schmerzen zu lindern und blockierte Energien in Fluss zu bringen.

- Energiepunkt 15 und schmerzenden Bereich gleichseitig halten (4)
- **Strömanleitung:** Bei Hüftschmerzen auf der linken Seite: Die linke Hand auf den schmerzenden Bereich legen. Gleichzeitig die Fingerspitzen der rechten Hand auf linken Energiepunkt 15 legen. Bei Schmerzen auf der rechten Seite: Die rechte Hand auf den schmerzenden Bereich legen. Gleichzeitig die Fingerspitzen der linken Hand auf rechten Punkt 15 legen.
- **Kurzgriff:** Mittelfinger halten

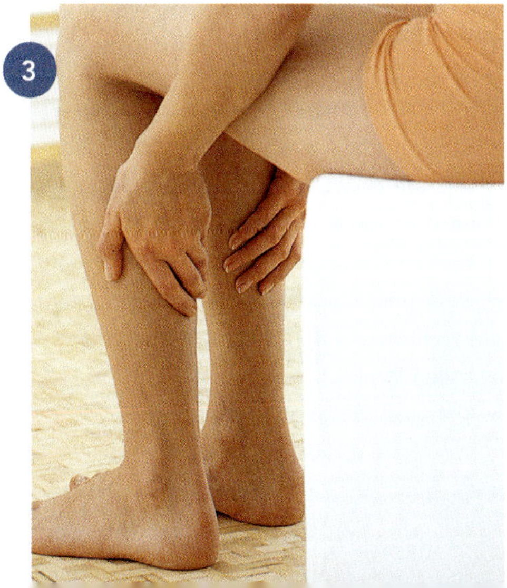

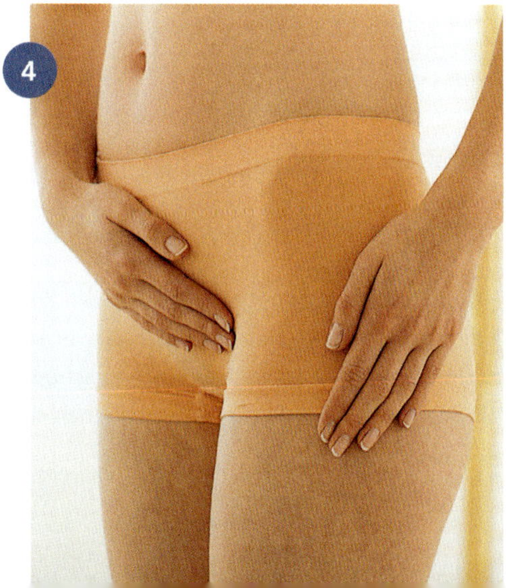

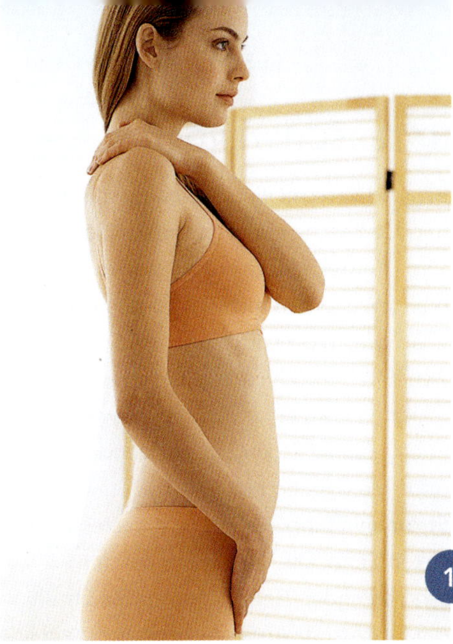

1

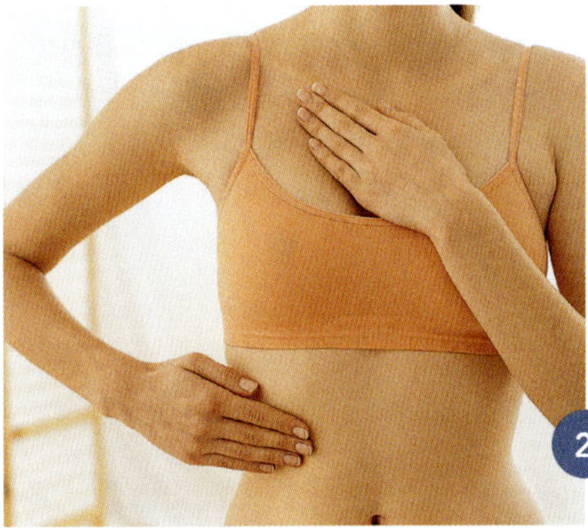

2

HUSTEN

Husten hängt meist mit einer harmlosen Erkältung zusammen. Hält er jedoch länger als drei bis vier Wochen an, kann er Anzeichen einer ernsten Erkrankung sein und bedarf ärztlicher Abklärung. Manchmal möchte man auch sprichwörtlich »jemandem etwas husten«. Besser wäre es, sich gleich mit einem Problem auseinanderzusetzen, als es später »aushusten« zu müssen.

- Energiepunkte 3 und 15 gleichseitig halten (1)
- **Strömanleitung:** Die Fingerspitzen der linken Hand auf rechten Energiepunkt 3 legen. Gleichzeitig die Finger der rechten Hand auf rechten Punkt 15 legen. Dann wechseln: Finger der rechten Hand auf linken Punkt 3, Finger der linken Hand auf linken Punkt 15 legen.
- **Kurzgriff:** Ringfinger halten

IMMUNSYSTEM, GESCHWÄCHTES

Das Immunsystem ist dafür zuständig, dass sich der Organismus an neue Anforderungen anpasst. Anpassung ist aber auch auf seelischer Ebene erforderlich. Gedanken, Gefühle und Stress können das Immunsystem schwächen.

- Punkte 14 und 22 gleichseitig halten (2)
- **Strömanleitung:** Die Fingerspitzen der rechten Hand auf rechten Energiepunkt 14 legen. Gleichzeitig die Finger der linken Hand auf rechten Punkt 22 legen. Dann wechseln: Finger der linken Hand auf linken Punkt 14, Finger der rechten Hand auf linken Punkt 22 legen.
- **Kurzgriff:** Ringfinger halten

KNIEBESCHWERDEN

Meist verursachen Arthrose, Kapselband- und Meniskusschäden Beschwerden im Kniegelenk. Man kann sich fragen, ob es etwas gibt, »dem man sich nicht beugen mag«.

BÄNDERPROBLEME

Die Bänder verstärken die Gelenkkapseln, stabilisieren damit das Gelenk und geben Halt. Wird ein Gelenk überdehnt oder verdreht, kann es zu einer Bänderzerrung oder einem Bänderriss kommen.

- Punkte 4 und 22 über Kreuz halten (3)
- **Strömanleitung:** Die Finger der linken Hand auf linken Energiepunkt 4 legen. Gleichzeitig die Finger der rechten Hand auf rechten Punkt 22 legen. Dann wechseln: Finger der rechten Hand auf rechten Punkt 4, Finger der linken Hand auf linken Punkt 22 legen.
- **Kurzgriff:** Mittelfinger halten

MENISKUSBESCHWERDEN

Als Teil des Kniegelenks soll der Meniskus wie ein Stoßdämpfer Druck bei Belastung und Bewegung des Knies abfedern. Weil er dabei ständig stark beansprucht wird, kommt es häufig zum Verschleiß oder Einriss dieser Knorpelscheibe. Deshalb: Schon bei den ersten Anzeichen von Schmerzen empfiehlt es sich, regelmäßig zu strömen.

- Punkte 1 und 8 gleichseitig halten (4)
- **Strömanleitung:** Die Finger der linken Hand auf linken Energiepunkt 8 legen. Gleichzeitig die Finger der rechten Hand auf linken Punkt 1 legen. Dann wechseln: Finger der rechten Hand auf rechten Punkt 8, Finger der linken Hand auf rechten Punkt 1 legen.
- **Kurzgriff:** Erst die Daumen, dann die Zeigefinger halten

3

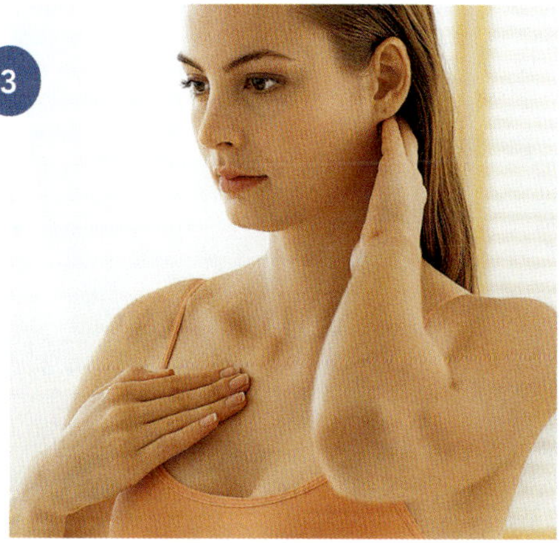

4

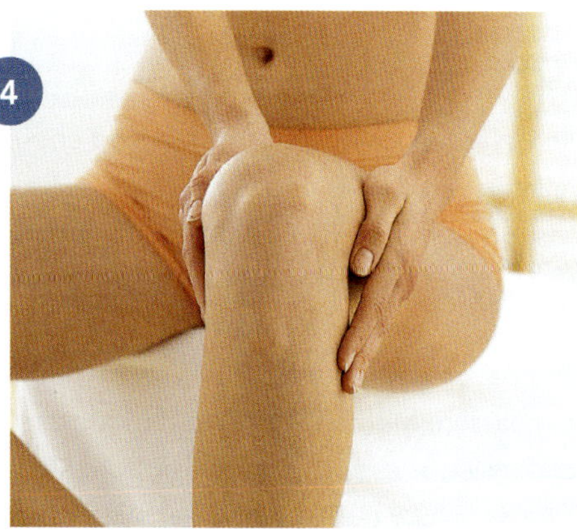

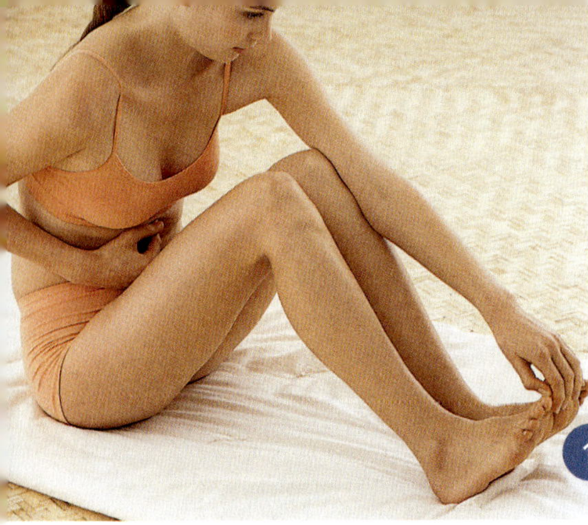

1

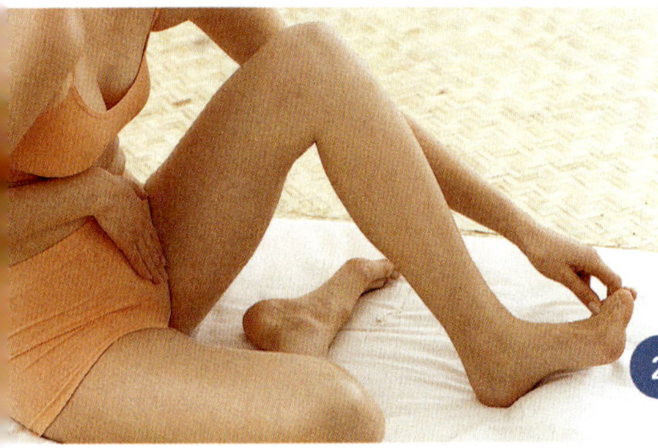

2

KOPFSCHMERZEN

Die Ursachen für Kopfschmerzen sind ebenso vielfältig wie die Art und Weise ihres Auftretens. So ist beispielsweise bei häufig auftretenden Kopfschmerzen an Bluthochdruck oder Augenprobleme zu denken. Wer anhaltend davon geplagt ist, sollte sich untersuchen lassen. Menschen mit Kopfschmerzen sollten sich aber auch fragen, worüber sie sich »den Kopf zerbrechen«, wann ihnen »der Kopf schwirrt« oder »brummt«. Oft sind zu großer Perfektionismus und übermäßiger Ehrgeiz die Ursache der Beschwerden.

SCHMERZ IM GESAMTEN KOPF

Dieser Schmerz kommt am häufigsten vor. Meistens tritt er bei körperlicher oder seelischer Anspannung auf, manchmal ist er eine Reaktion des Körpers auf das Wetter. Oft schmerzt der gesamte Kopf auch bei Problemen mit den Augen oder infolge eines Schleudertraumas.

- Große Zehen und Brustbein halten (1)
- **Strömanleitung:** Mit der linken Hand beide großen Zehen zusammen halten. Gleichzeitig die Fingerspitzen der rechten Hand auf das Brustbeinende legen.
- **Kurzgriff:** Ringfinger halten

SCHMERZ IM HINTERKOPF

Ursache können Stoßverletzungen, etwa nach einem Sturz, ebenso wie Verspannungen im Schulter-Nacken-Bereich sein. Auch Menschen mit zu hohem Blutdruck sind oft von Schmerzen im Hinterkopf betroffen.

- Kleinen Zeh und Schambein halten (2)
- **Strömanleitung:** Mit den Fingern der linken Hand den linken kleinen Zeh halten. Gleichzeitig die Finger der rechten Hand auf das Schambein legen. Dann wechseln: Mit den Fingern der rechten Hand den rechten kleinen Zeh halten, die Finger der linken Hand auf das Schambein legen.
- **Kurzgriff:** Zeigefinger halten

SCHMERZ IN DER STIRN

Im Stirnbereich machen uns meist Spannungskopfschmerzen zu schaffen. Strahlt der Schmerz in Richtung der Augenwinkel aus und verschlimmert er sich beim Bücken, kann jedoch eine Stirnhöhlenentzündung die Ursache sein.

- Energiepunkt 16 und Mittelfinger gleichseitig halten (3)
- **Strömanleitung:** Mit den Fingern der rechten Hand den linken Mittelfinger umschließen. Gleichzeitig mit Ringfinger und kleinem Finger der linken Hand linken Punkt 16 halten. Dann wechseln: Mit den Fingern der linken Hand den rechten Mittelfinger umschließen. Gleichzeitig mit Ringfinger und kleinem Finger der rechten Hand rechten Punkt 16 halten.
- **Kurzgriff:** Daumen halten

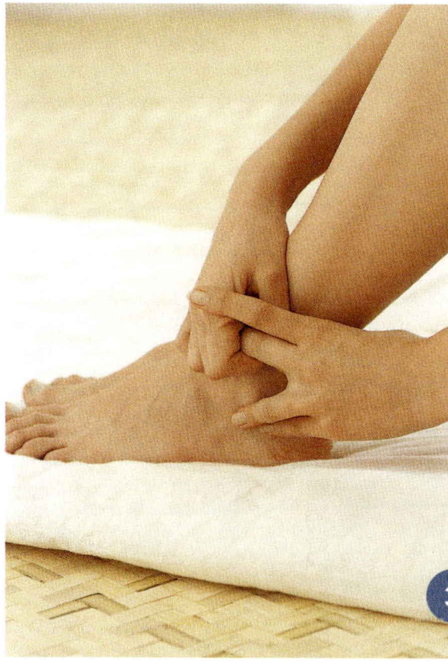

3

KOPFSCHMERZ SEITLICH

Seitlicher Kopfschmerz kann mit einer Entzündung der Schläfen- oder Augenarterie zusammenhängen und kommt oft bei älteren Menschen vor.

- Punkte 12 und 20 über Kreuz halten (4)
- **Strömanleitung:** Die Finger der linken Hand auf linken Energiepunkt 12, die Finger der rechten Hand auf rechten Punkt 20 legen. Dann wechseln: Finger der rechten Hand auf rechten Punkt 12, Finger der linken Hand auf linken Punkt 20 legen.
- **Kurzgriff:** Mittelfinger halten

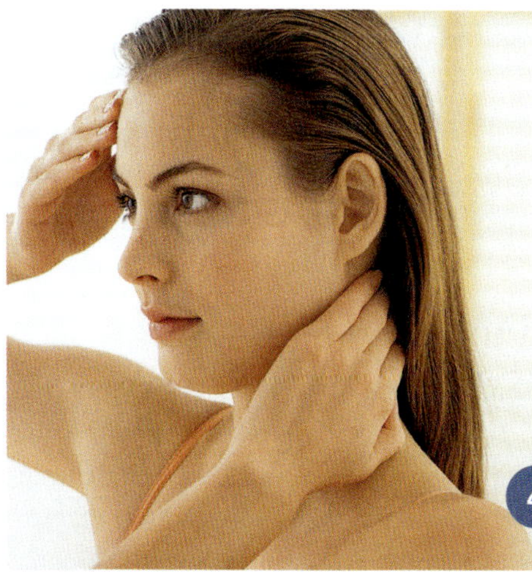

4

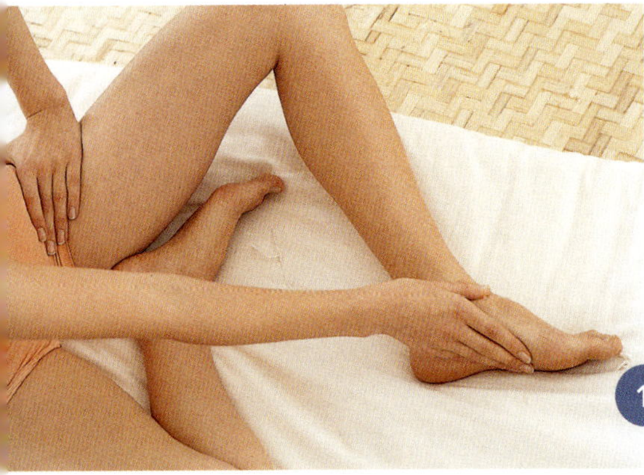

1

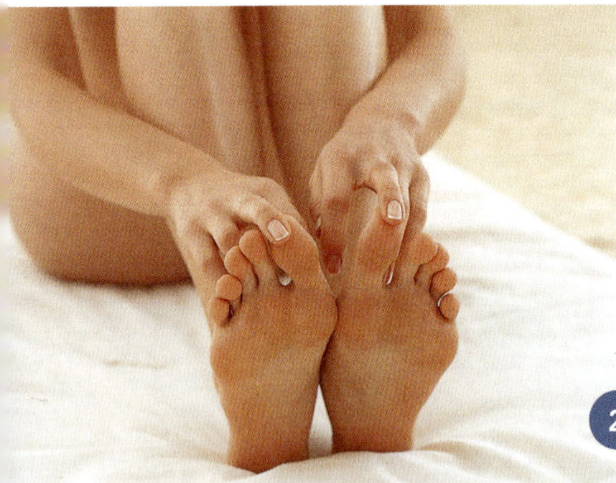

2

- Energiepunkte 6 und 15 gleichseitig halten (1)
- **Strömanleitung:** Die Fingerspitzen der linken Hand auf linken Energiepunkt 15 legen. Gleichzeitig die Finger der rechten Hand auf linken Punkt 6 legen. Dann wechseln: Finger der rechten Hand auf rechten Punkt 15 legen, Finger der linken Hand auf rechten Punkt 6 legen.
- **Kurzgriff:** Erst die Mittelfinger, dann die kleinen Finger halten

KRAMPFADERN

Besonders Frauen leiden oftmals aufgrund von Bindegewebsschwäche und infolge von hormonellen Einflüssen während der Schwangerschaft unter Venenproblemen wie Krampfadern. Zusätzlich zu ärztlichen Maßnahmen sollten Sie sich täglich strömen.

MAGENBESCHWERDEN

Liegt kein ärztlicher Befund vor, sind es oft die Lebensumstände, die sich »auf den Magen schlagen« und »wie ein Stein im Magen liegen«. Man »frisst etwas in sich hinein« oder muss »Ärger hinunterschlucken«. Wem dauernd etwas gegen den Strich geht und wer das nicht bewusst bearbeitet, dem zeigt der Körper häufig über den Magen, dass er »sauer« ist.

MAGENSCHMERZEN

Reizungen, Entzündungen und Geschwüre, aber auch Ärger, Stress und Alkohol lassen den Magen schmerzen.

- Beide Energiepunkte 7 halten (2)
- **Strömanleitung:** Mittelfinger der rechten Hand auf rechten Energiepunkt 7 legen. Mittelfinger der linken Hand auf linken Punkt 7 legen. Dann wechseln: Mittelfinger der linken Hand auf rechten Punkt 7, Mit-

telfinger der rechten Hand auf linken Energiepunkt 7 legen.
- **Kurzgriff:** Daumen halten

SODBRENNEN

Sodbrennen entsteht meist nach dem Essen, wenn zu viel Magensaft produziert wird. Bei chronischem Sodbrennen sollte man immer einen Arzt aufsuchen. Bei gelegentlichem Sodbrennen dagegen kann Jin Shin Jyutsu die Beschwerden lindern.

- Energiepunkte 21 und 22 über Kreuz halten (3)
- **Strömanleitung:** Die Fingerspitzen der rechten Hand auf linken Energiepunkt 21 legen. Gleichzeitig Finger der linken Hand auf rechten Punkt 22 legen. Dann wechseln: Finger der linken Hand auf rechten Punkt 21, Finger der rechten Hand auf linken Punkt 22 legen.
- **Kurzgriff:** Daumen halten

VÖLLEGEFÜHL

Bei der Verdauung, zum Beispiel von Getreide, Hülsenfrüchten und manchen Gemüsesorten, können Gase entstehen, die den Bauch blähen. Oftmals wird dadurch ein unangenehmes Völlegefühl verursacht.

- Energiepunkte hohe 1 über Kreuz halten (4)
- **Strömanleitung:** Die Fingerspitzen der rechten Hand auf linken Energiepunkt hohe 1 (genau eine Handbreit über Energiepunkt 1) legen. Gleichzeitig die Fingerspitzen der linken Hand auf rechten Punkt hohe 1 legen.
- **Kurzgriff:** Daumen halten

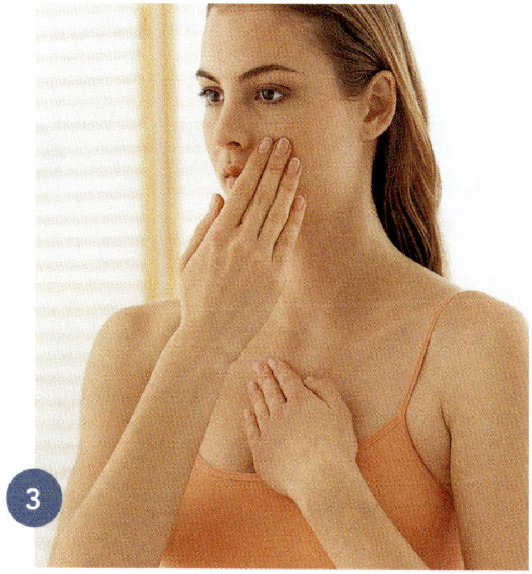

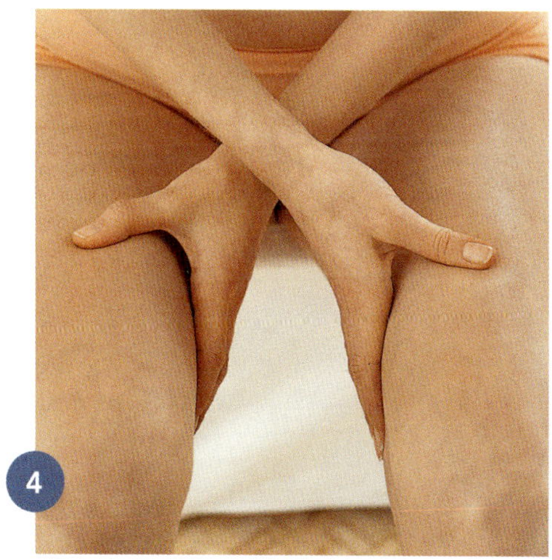

MENSTRUATIONS-BESCHWERDEN

Krampfartige Schmerzen während der Periode können dadurch entstehen, dass nicht genügend Energie in den Unterleib fließt. Das Strömen kann diese Disharmonie wieder ausgleichen.

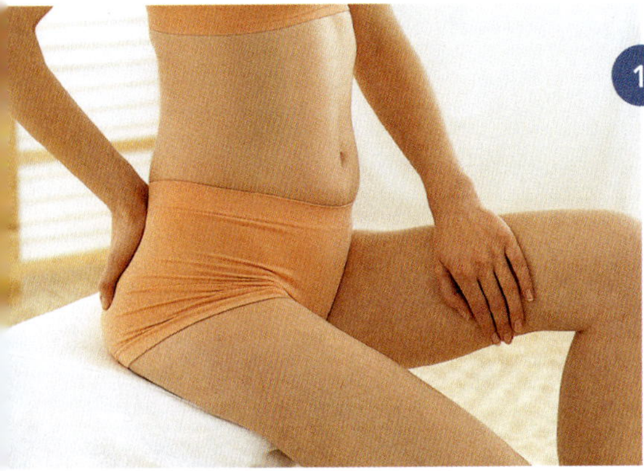

1

- Energiepunkt hohe 1 und Kreuzbein über Kreuz halten (1)
- **Strömanleitung:** Die Finger der rechten Hand auf die rechte Kreuzbeinhälfte legen. Gleichzeitig die Finger der linken Hand auf linken Energiepunkt hohe 1 legen (genau eine Handbreit über Punkt 1). Dann wechseln: Finger der linken Hand auf die linke Kreuzbeinhälfte, Finger der rechten Hand auf rechten Punkt hohe 1 legen.
- **Kurzgriff:** Die Handgelenke abwechselnd mit allen Fingern der jeweils anderen Hand umschließen

MIGRÄNE

Hierbei handelt es sich meist um einen halbseitig auftretenden, anfallartigen Kopfschmerz, der oft von Übelkeit, Erbrechen, Licht- und Geräuschempfindlichkeit, manchmal auch von Sehstörungen begleitet wird. Menschen mit Migräne sollten lernen, ehrlich »Nein« zu sagen und mutig neue Wege zu beschreiten. Was sie im Kopf nicht aushalten, sollten sie an seinen Platz zurückgeben. Strömen Sie immer bei den ersten Anzeichen eines Migräneanfalls.

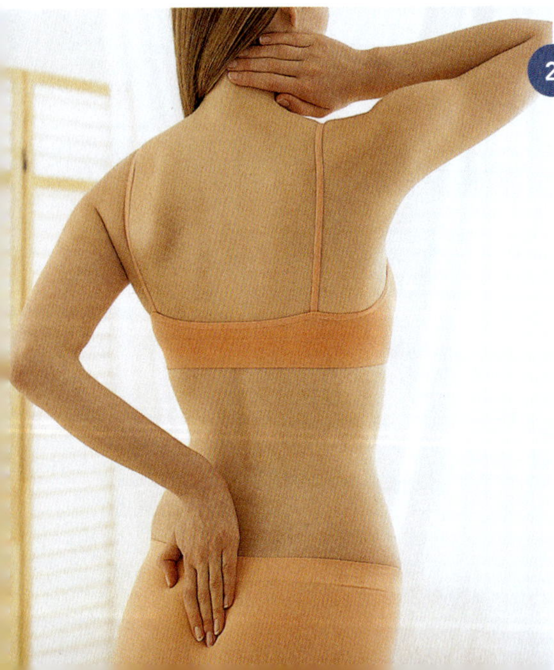

2

- Energiepunkt 12 und Steißbein halten (2)
- **Strömanleitung:** Die Fingerspitzen der rechten Hand auf rechten Energiepunkt 12 legen. Gleichzeitig die Finger der linken Hand auf das Steißbein legen. Dann wech-

seln: Finger der linken Hand auf linken Energiepunkt 12, rechte Hand auf das Steißbein legen.

- **Kurzgriff:** Mittelfinger halten

NACKENBESCHWERDEN

Fehlhaltungen oder verkehrte Bewegungen sind oftmals Ursache von Nackenbeschwerden. Aber auch Angst und Stress sitzen uns im Nacken. Oft hat der Betroffene zu wenig innere Flexibilität.

NACKENSCHMERZEN

Die Schmerzen entstehen meist durch Muskelverspannungen und -verkrampfungen, oft auch durch Zugluft.

- Energiepunkte 4 und 12 über Kreuz halten (3)
- **Strömanleitung:** Die Finger der rechten Hand auf rechten Energiepunkt 4 legen. Gleichzeitig die Finger der linken Hand auf linken Punkt 12 legen. Dann wechseln: Finger der linken Hand auf linken Punkt 4, Finger der rechten Hand auf rechten Punkt 12 legen.
- **Kurzgriff:** Zeigefinger halten

NACKENVERSPANNUNGEN

Die Überlastung der Nackenmuskulatur führt zu Verspannungen. Wärme, Gymnastik und Strömen entspannen die Muskeln.

- Energiepunkte 11 und 12 über Kreuz halten (4)
- **Strömanleitung:** Die Finger der rechten Hand auf rechten Energiepunkt 12 legen. Gleichzeitig die Finger der linken Hand auf linken Punkt 11 legen. Dann wechseln: Finger der linken Hand auf linken Punkt 12, Finger der rechten Hand auf rechten Punkt 11 legen.
- **Kurzgriff:** Mittelfinger halten

3

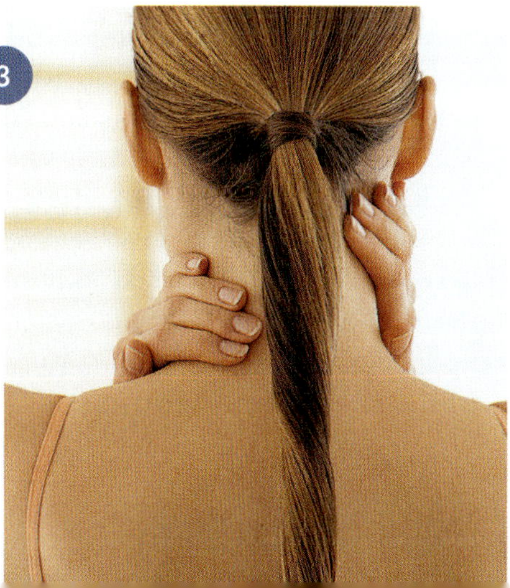

4

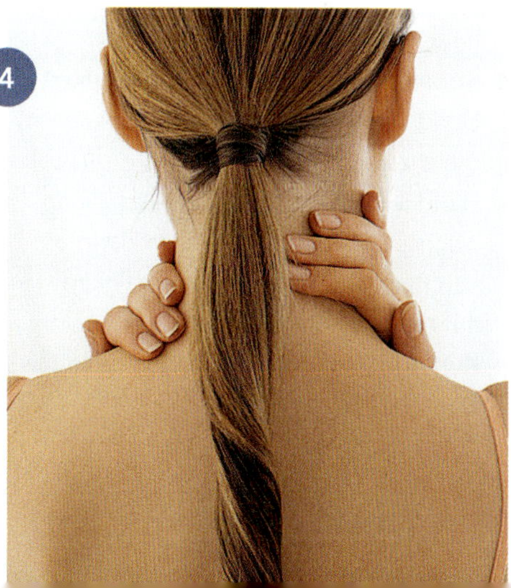

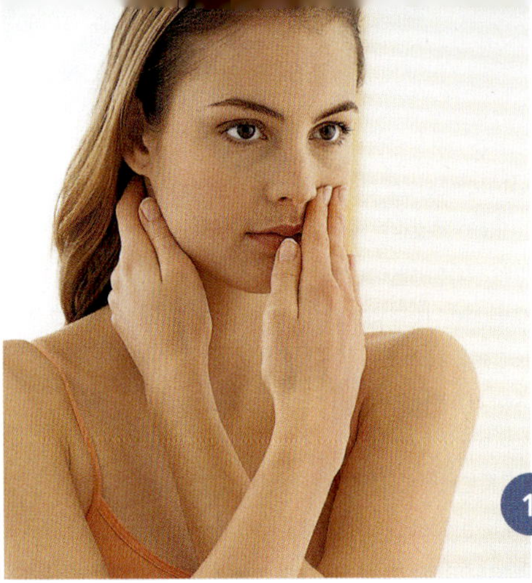

1

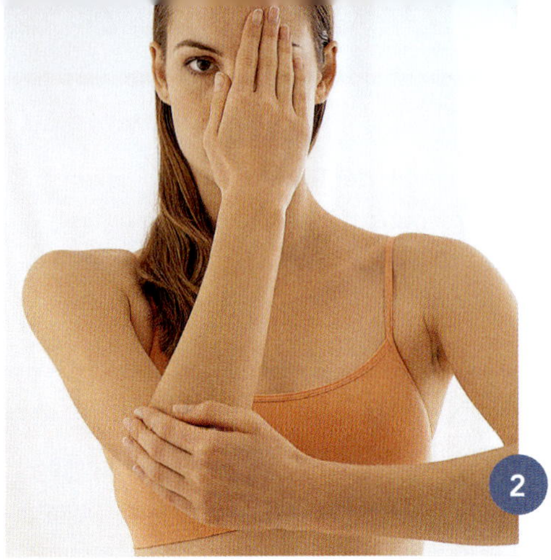

2

NEBENHÖHLEN-BESCHWERDEN

Wer chronische Nebenhöhlenentzündungen mit Jin Shin Jyutsu behandelt, sollte täglich strömen, auch wenn gerade keine Beschwerden vorliegen. Nebenhöhlenentzündungen haben oft mit Konflikten zu tun: Man hat die Nase voll, muss sich Luft machen, hat ein Brett vor dem Kopf oder (bei Beschwerden der Kieferhöhlen) will seine Aggressionen leben und würde gerne einmal zubeißen.

- Energiepunkte 4 und 21 über Kreuz halten (1)
- **Strömanleitung:** Die Finger der linken Hand auf rechten Energiepunkt 4 legen, gleichzeitig die Fingerspitzen der rechten Hand auf linken Punkt 21 legen. Dann wechseln: Finger der rechten Hand auf linken Punkt 4 legen, Finger der linken Hand auf rechten Punkt 21.
- **Kurzgriff:** Erst die Zeigefinger, dann die Daumen halten

NERVENSCHMERZEN IM GESICHT

Meist wird der quälende Schmerz im Bereich des Ober- und Unterkiefers durch Kau- und Sprechbewegungen oder leichte Berührungen ausgelöst. Ursache können vereiterte Zähne sein. Möglicherweise stören auch Narben im Kopfbereich den Energiefluss. Nervenschmerzen im Gesicht, auch die anfallartigen, extrem starken Schmerzen der sogenannten Trigeminusneuralgie, lassen sich mit Jin Shin Jyutsu lindern.

- Punkte 19 und 20 über Kreuz halten (2)
- **Strömanleitung:** Die Fingerspitzen der rechten Hand auf linken Energiepunkt 20 legen. Gleichzeitig die Finger der linken Hand auf rechten Punkt 19 legen. Dann wechseln: Finger der linken Hand auf rechten Energiepunkt 20, Finger der rechten Hand auf linken Punkt 19 legen.
- **Kurzgriff:** Kleine Finger halten

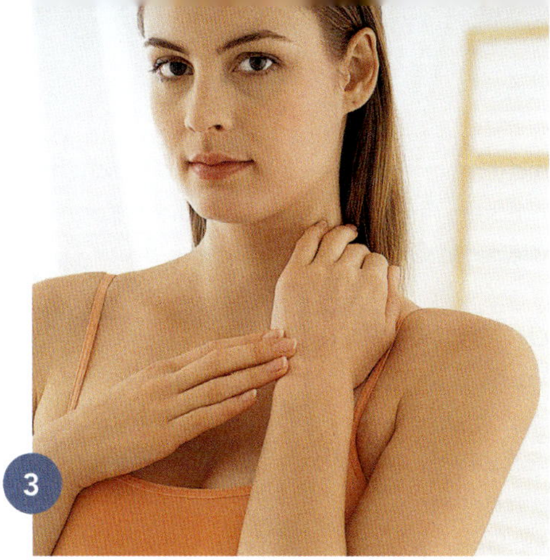

3

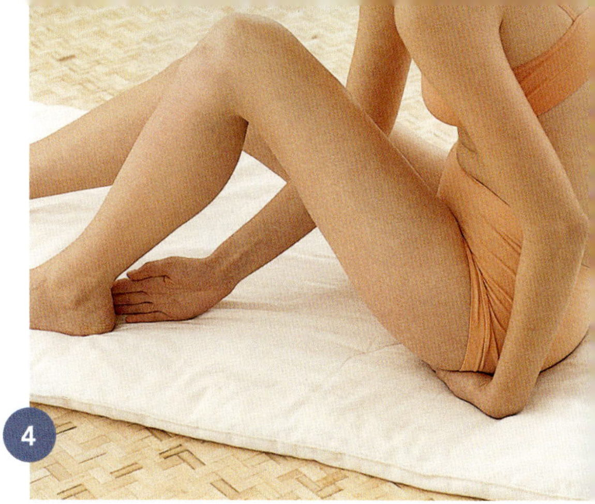

4

NIEDERGESCHLAGENHEIT

Es gibt immer wieder Ereignisse und Umstände im Leben, die uns bedrücken. Bei andauernder Traurigkeit, Antriebslosigkeit oder gar Apathie sollte man an Depression denken. Mit einem Therapeuten lässt sich herausfinden, was einen niederdrückt oder unterdrückt. Strömen bringt die blockierte Lebensenergie wieder in Fluss.

- Punkte 11 und 17 gleichseitig halten (3)
- **Strömanleitung:** Die Fingerspitzen der linken Hand leicht auf linken Energiepunkt 11 legen. Gleichzeitig die Fingerspitzen der rechten Hand auf linken Punkt 17 legen. Dann wechseln: Finger der rechten Hand auf rechten Punkt 11, Finger der linken Hand auf rechten Punkt 17 legen.
- **Kurzgriff:** Erst die Zeigefinger, dann die kleinen Finger halten

NIERENBESCHWERDEN

Die Nieren produzieren Harn, über den Endprodukte des Stoffwechsels, aber auch Fremdsubstanzen wie Medikamente und Umweltschadstoffe ausgeschieden werden. Das entgiftet den Körper. Harnwegsinfekte, Nierenbeckenentzündungen und Nierensteine sind häufige Nierenprobleme. Auf psychischer Seite stehen sie oft für zwischenmenschliche Beziehungen, die einem »an die Nieren gehen«.

- Energiepunkte 5 und 25 gleichseitig halten (4)
- **Strömanleitung:** Die Finger der rechten Hand auf linken Energiepunkt 5 legen. Gleichzeitig die Finger der linken Hand auf linken Punkt 25 legen. Dann wechseln: Die Finger der linken Hand auf rechten Punkt 5, Finger der rechten Hand auf rechten Punkt 25 legen.
- **Kurzgriff:** Zeigefinger halten

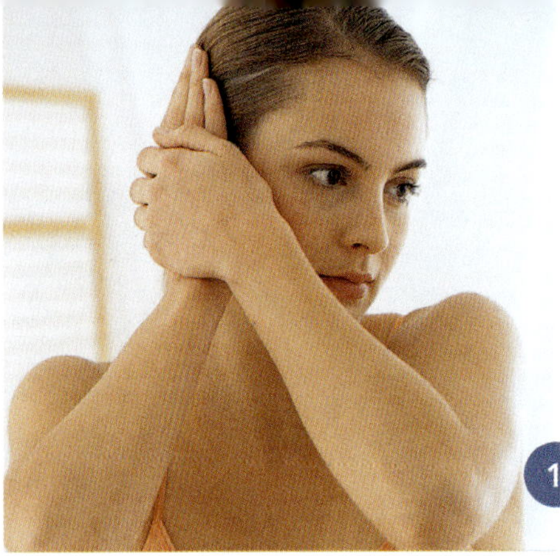

1

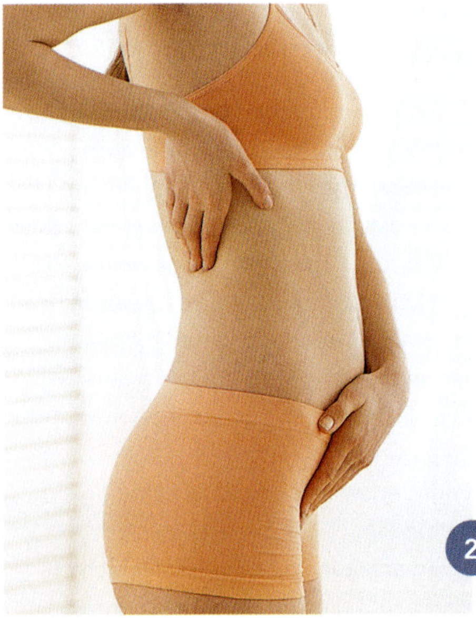

2

OHRENBESCHWERDEN

So vielfältig wie die Arten sind auch die Ursachen von Ohrenbeschwerden. Psychisch haben sie oft mit Gehorchen und Hörenwollen zu tun. »Man ist taub für etwas«, kann es nicht mehr hören, es fehlt die Bereitschaft zuzuhören. Jin Shin Jyutsu hilft, diese Konflikte wieder in Ordnung zu bringen.

OHRENSCHMERZEN

Verletzungen, Entzündungen, ein Gehörgangsverschluss, aber auch Erkrankungen von Zähnen und Kiefer können Ohrenschmerzen bereiten.

- Hände über Kreuz auf das schmerzende Ohr legen (1)
- **Strömanleitung:** Die ganze Fläche der rechten Hand mit etwas Abstand über das schmerzende Ohr halten. Gleichzeitig die linke Hand über Kreuz auf die rechte Hand legen.
- **Kurzgriff:** Kleine Finger halten

MITTELOHRENTZÜNDUNG

Eine akute Mittelohrentzündung wird meist durch Bakterien verursacht. Oft entsteht die Entzündung durch einen aufsteigenden Infekt des Nasen-Rachen-Raums bei einer Erkältung. Zusätzlich zum Strömen schafft ein Zwiebelsäckchen Linderung.

- Energiepunkte 15 und 23 gleichseitig halten (2)
- **Strömanleitung:** Die Finger der rechten Hand auf rechten Energiepunkt 23, die Finger der linken Hand auf rechten Punkt 15 legen. Dann wechseln: Finger der linken Hand auf linken Punkt 23, Finger der rechten Hand auf linken Punkt 15 legen.
- **Kurzgriff:** Zeigefinger halten

OHRGERÄUSCHE

Das Rauschen, Sausen oder Pfeifen im Ohr ist auch unter dem Begriff Tinnitus bekannt. Es kann beispielsweise durch hohen Blutdruck, Halswirbelsäulenerkrankungen, Lärmschäden oder Stress ausgelöst werden. Eine Tinnituserkrankung ist oft langwierig und bietet schulmedizinisch nur begrenzte Behandlungsmöglichkeiten.

- Energiepunkte 5 und 16 gleichseitig halten (3)
- **Strömanleitung:** Die Fingerspitzen der rechten Hand auf rechten Energiepunkt 16 legen. Gleichzeitig die Finger der linken Hand auf rechten Punkt 5 legen. Dann wechseln: Finger der linken Hand auf linken Punkt 16, Finger der rechten Hand auf linken Punkt 5 legen.
- **Kurzgriff:** Erst die Zeigefinger, dann die Daumen halten

PARODONTOSE

Bei Parodontose geht allmählich das Zahnfleisch zurück, die Zähne haben nicht mehr genügend Halt. Das Zahnfleisch steht im psychischen Sinne für Urvertrauen und Selbstsicherheit. Mangelt es daran, ist es schwer möglich, aktiv mit Problemen umzugehen, »harte Nüsse zu knacken«.

- Energiepunkte 8 und 16 gleichseitig halten (4)
- **Strömanleitung:** Die Finger der linken Hand auf linken Energiepunkt 16, gleichzeitig die Finger der rechten Hand auf linken Punkt 8 legen. Dann wechseln: Finger der rechten Hand auf rechten Punkt 16, Finger der linken Hand auf rechten Punkt 8 legen.
- **Kurzgriff:** Erst die Zeigefinger, dann die Daumen halten

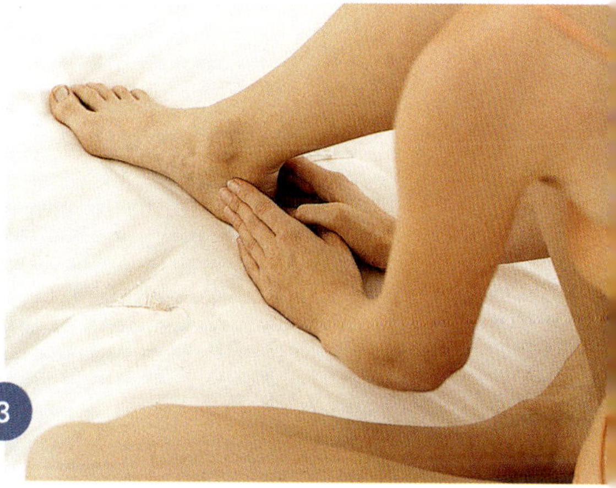

3

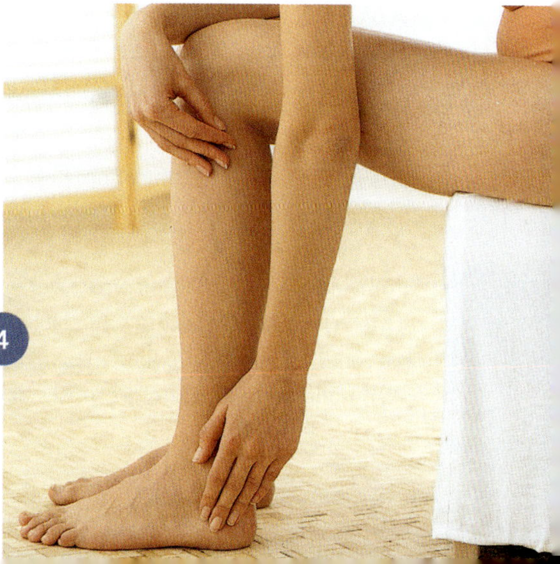

4

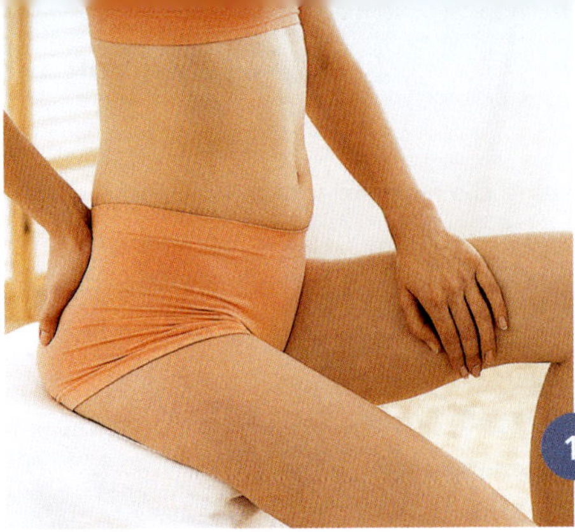

1

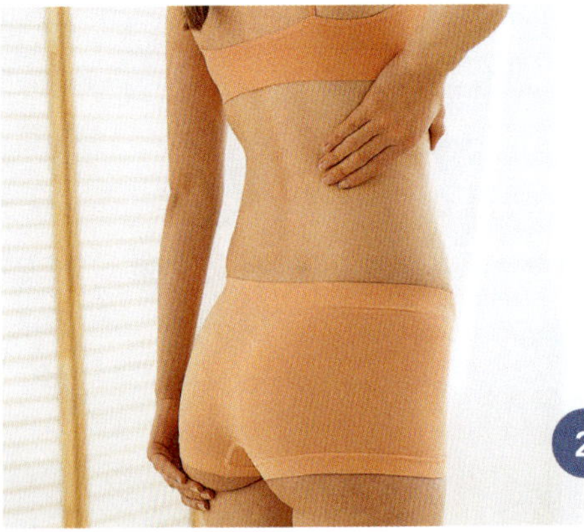

2

PRÄMENSTRUELLES SYNDROM

Bei Stimmungsschwankungen, Reizbarkeit, Müdigkeit, Kopf- und Brustschmerz vor der Periode hilft diese Griffkombination:

- Energiepunkt hohe 1 und Kreuzbein über Kreuz halten (1)
- **Strömanleitung:** Die Fingerspitzen der rechten Hand auf die rechte Kreuzbeinhälfte legen. Gleichzeitig die Fingerspitzen der linken Hand auf linken Energiepunkt hohe 1 (eine Handbreit über Punkt 1) legen. Dann wechseln: Finger der linken Hand auf linke Kreuzbeinhälfte, Finger der rechten Hand auf den rechten Punkt hohe 1 legen.
- **Kurzgriff:** Mittelfinger halten

RHEUMATISCHE BESCHWERDEN

Meist ist hier die chronisch entzündliche Erkrankung des Binde-, Stütz- und Muskelgewebes an den Gelenken gemeint. Viele Rheumatiker waren vor Ausbruch der Erkrankung sehr aktive und oft unruhige Menschen. Ihr Bewusstsein dagegen ist häufig weniger beweglich, geprägt von Perfektionismus und übermäßigem Helferwillen.

- Punkte 23 und 25 über Kreuz halten (2)
- **Strömanleitung:** Die Fingerspitzen der rechten Hand auf den rechten Energiepunkt 23, die Finger der linken Hand auf den linken Punkt 25 legen. Dann wechseln: Finger der linken Hand auf den linken Punkt 23, Finger der rechten Hand auf den rechten Punkt 25 legen.
- **Kurzgriff:** Erst die Zeigefinger, dann die Mittelfinger halten

RÜCKENBESCHWERDEN

Stressbedingte Muskelverspannungen und Fehlbelastungen, etwa hervorgerufen durch ständiges Sitzen ohne sportlichen Ausgleich, sind oft die Ursache. Probleme mit dem Rücken kann auch bekommen, wer unaufrichtig ist, wer »sich krummlegt« oder wer sich ständig überfordert.

BANDSCHEIBENBESCHWERDEN

Dauerhafte Fehlbelastung und Verspannungen können zu einem Bandscheibenvorfall führen. Auch psychischer Druck und ständige Überlastung wirken sich auf die Bandscheiben aus und führen dort unter Umständen zu Nervenbeschwerden. Der Druck »geht einem auf die Nerven«.

- Punkte 11 und 15 gleichseitig halten (3)
- **Strömanleitung:** Die Fingerspitzen der rechten Hand auf linken Energiepunkt 11, die Finger der linken Hand auf linken Punkt 15 legen. Dann wechseln: Finger der linken Hand auf rechten Punkt 11, Finger der rechten Hand auf rechten Punkt 15 legen.
- **Kurzgriff:** Erst die Zeigefinger, dann die kleinen Finger halten

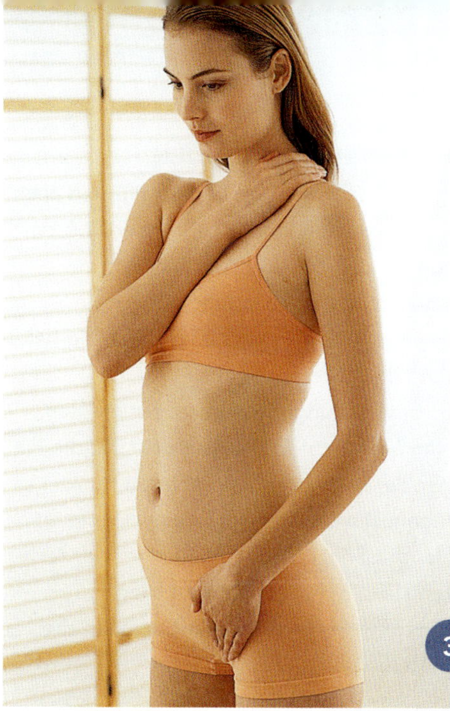

3

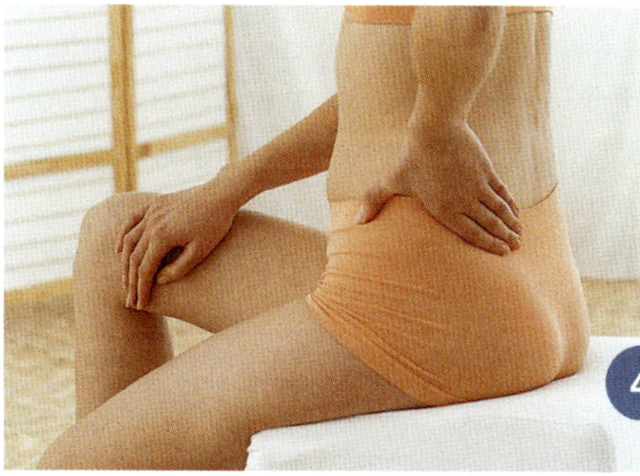

4

RÜCKENSCHMERZEN

Akute Rückenschmerzen treten meist als Hexenschuss auf. Chronische Rückenschmerzen entstehen in der Regel durch Abnutzung an der Wirbelsäule.

- Die Energiepunkte 1 und 2 über Kreuz halten (4)
- **Strömanleitung:** Die Fingerspitzen der rechten Hand auf rechten Energiepunkt 1, die Finger der linken Hand auf linken Punkt 2 legen. Dann wechseln: Finger der linken Hand auf linken Punkt 1, Finger der rechten Hand auf rechten Energiepunkt 2 legen.
- **Kurzgriff:** Ringfinger halten

RÜCKENVERSPANNUNGEN

Abgesehen von falscher Haltung führen auch einseitige Bewegungen, Fehl- oder Überbelastung und Verkühlung der Muskeln zu schmerzhaften Verspannungen.

- Energiepunkte 11 und 25 gleichseitig halten (1)
- **Strömanleitung:** Die Finger der rechten Hand auf rechten Energiepunkt 25, die Finger der linken Hand auf rechten Punkt 11 legen. Dann wechseln: Finger der linken Hand auf linken Punkt 25, Finger der rechten Hand auf linken Punkt 11 legen.
- **Kurzgriff:** Erst die Zeigefinger, dann die Mittelfinger halten

1

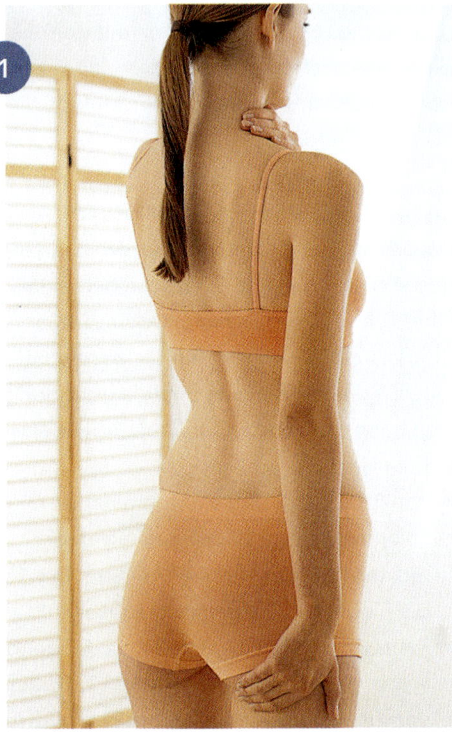

SCHLAFSTÖRUNGEN

Gestörter Schlaf schränkt das Wohlbefinden und die Leistungsfähigkeit erheblich ein. Vor allem wenn Schlafstörungen längere Zeit anhalten.

EINSCHLAFSTÖRUNGEN

Schließen Sie den Tag möglichst ruhig und harmonisch ab und strömen Sie sich vor dem Einschlafen. Versuchen Sie aber auch herauszufinden, wer oder was Ihnen den Schlaf raubt.

- Energiepunkte 25 und 11 über Kreuz halten (2)
- **Strömanleitung:** Die Finger der rechten Hand auf rechten Energiepunkt 25 legen. Gleichzeitig die Finger der linken Hand auf

2

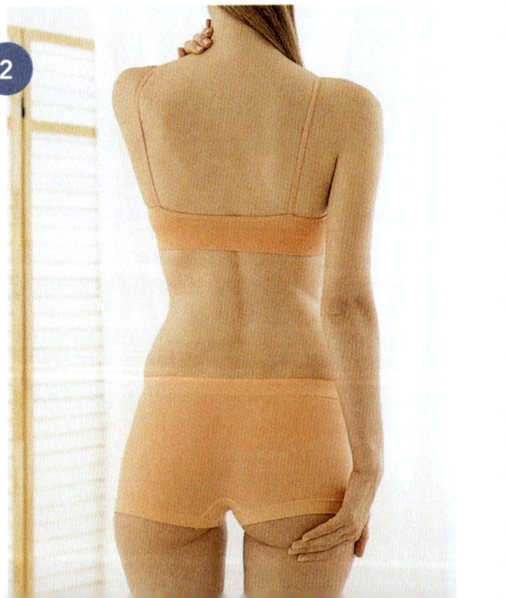

linken Punkt 11 legen. Dann wechseln: Finger der linken Hand auf linken Punkt 25, Finger der rechten Hand auf rechten Punkt 11 legen.

- **Kurzgriff:** Daumen halten

DURCHSCHLAFSTÖRUNGEN

Zu frühes Aufwachen oder häufiges Wachwerden in der Nacht kann manchmal von hormonellen Störungen herrühren. Auch Probleme oder Stress lassen einen manchmal nicht durchschlafen. Die folgende Griffkombination können Sie leicht im Bett strömen, wenn Sie sich auf die Seite legen und die Beine zum Becken ziehen:

- Energiepunkte 16 und 8 gleichseitig halten (3)
- **Strömanleitung:** Die Fingerspitzen der linken Hand auf linken Energiepunkt 16 legen. Gleichzeitig die Finger der rechten Hand auf linken Punkt 8 legen. Dann wechseln: Finger der rechten Hand auf rechten Punkt 16, Finger der linken Hand auf rechten Punkt 8 legen.
- **Kurzgriff:** Kleine Finger halten

SCHNARCHEN

Durch die im Schlaf zurückgesunkene Zunge oder Flatterbewegungen des erschlafften Gaumensegels entsteht das lästige Schnarchgeräusch. Viele Schnarcher arbeiten nachts gegen Widerstände an, drücken Ungesagtes auf diese Art aus.

- Energiepunkte 14 und 19 über Kreuz halten (4)
- **Strömanleitung:** Die Fingerspitzen der rechten Hand auf linken Energiepunkt 14 legen. Gleichzeitig die Finger der linken Hand auf rechten Punkt 19 legen. Dann wechseln: Finger der linken Hand auf rechten Punkt 14, Finger der rechten Hand auf linken Punkt 19 legen.
- **Kurzgriff:** Daumen halten

3

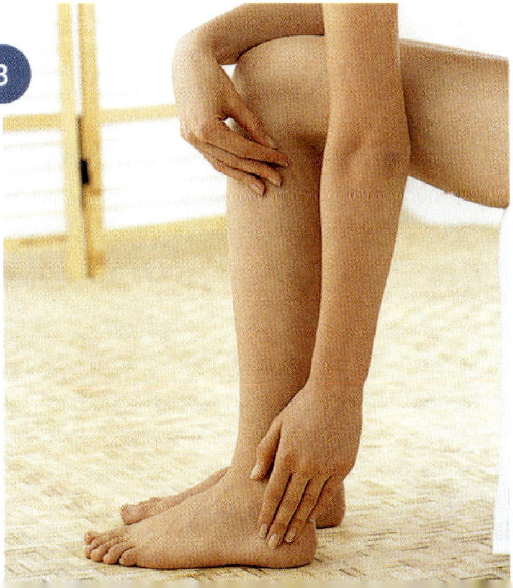

4

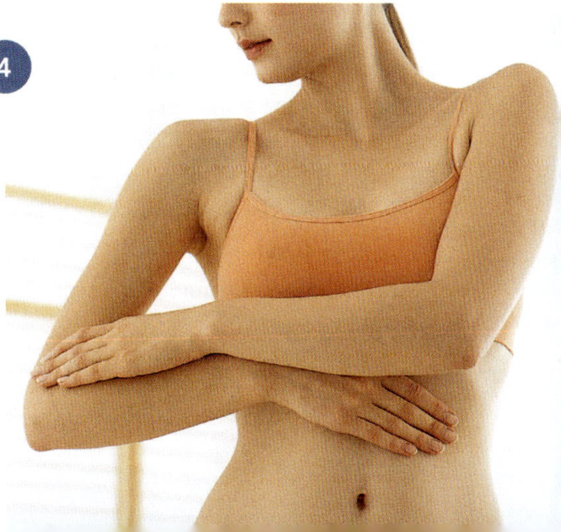

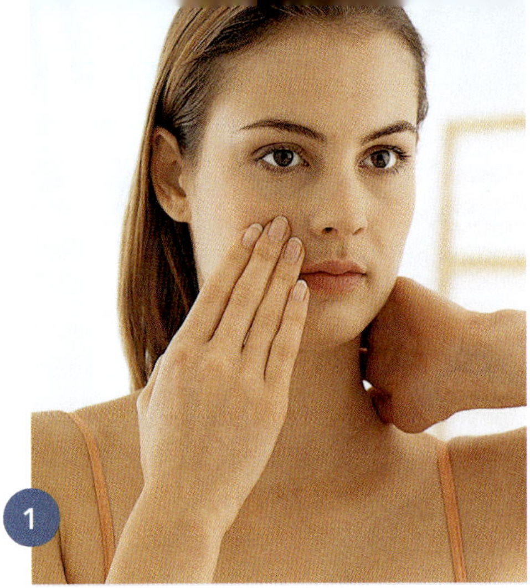

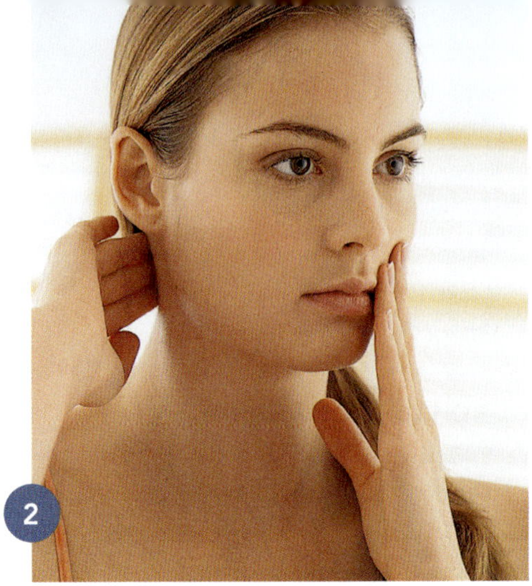

SCHWINDEL

Schwindel kann zahlreiche organische Ursachen haben. Aber auch Stress und psychische Belastungen sind oft der Grund. Tritt Schwindel häufiger auf, sollte er unbedingt ärztlich abgeklärt werden. Setzen Sie sich zum Strömen der folgenden Griffkombination aufrecht hin und legen Sie dabei nach Möglichkeit Ihre Beine hoch.

- Energiepunkte 12 und 21 über Kreuz halten (1)
- **Strömanleitung:** Die Finger der linken Hand auf linken Energiepunkt 12, gleichzeitig die Finger der rechten Hand auf rechten Punkt 21 legen. Dann wechseln: Finger der rechten Hand auf rechten Punkt 12, Finger der linken Hand auf linken Punkt 21 legen.
- **Kurzgriff:** Erst die Daumen, dann die Zeigefinger halten

ÜBELKEIT

Übelkeit ist oftmals Selbstschutz des Körpers. Er versucht damit, die Aufnahme von unverträglichen Lebensmitteln, Giften, Krankheitserregern, Alkohol oder Medikamenten zu stoppen, die schädlichen Substanzen reizen das Brechzentrum im Gehirn. In der Schwangerschaft kann dies auch durch Hormone erfolgen. Übelkeit kann auch mit Stress, Aufregung, Angst oder der Ablehnung einer Idee oder Erfahrung zu tun haben. Es »wird einem übel, wenn man nur daran denkt«.

- Energiepunkte 4 und 21 über Kreuz halten (2)
- **Strömanleitung:** Die Finger der linken Hand auf linken Energiepunkt 21, die Finger der rechten Hand auf rechten Punkt 4 legen. Dann wechseln: Finger der rechten Hand auf rechten Punkt 21, Finger der linken Hand auf linken Punkt 4 legen.
- **Kurzgriff:** Mittelfinger halten

VERSTOPFUNG

Darmträgheit oder Verstopfung entsteht manchmal durch Medikamente, meistens jedoch durch ballaststoffarme Ernährung und Bewegungsmangel. Viel Obst, Gemüse und Vollkörniges, ein bewegter Alltag und Jin Shin Jyutsu bringen die Verdauung wieder in Schwung.

- Energiepunkte 2 und 15 gleichseitig halten (3)
- **Strömanleitung:** Die Fingerspitzen der rechten Hand auf linken Energiepunkt 2 legen. Gleichzeitig die Finger der linken Hand auf linken Punkt 15 legen. Dann wechseln: Finger der linken Hand auf rechten Punkt 2 legen, Finger der rechten Hand auf rechten Punkt 15 legen.
- **Kurzgriff:** Kleine Finger halten

WADENKRÄMPFE

Bei einem Wadenkrampf verhärten sich die Wadenmuskeln und der Unterschenkel lässt sich kaum noch bewegen. Hauptursachen sind Störungen im Flüssigkeits- und Mineralstoffhaushalt. Viel trinken, Kalium und Magnesium zuführen – und im Akutfall: strömen.

- Energiepunkte 8 und 15 gleichseitig halten (4)
- **Strömanleitung:** Die Fingerspitzen der linken Hand auf linken Energiepunkt 8 legen. Gleichzeitig die Finger der rechten Hand auf linken Punkt 15 legen. Dann wechseln: Finger der rechten Hand auf rechten Punkt 8 legen, Finger der linken Hand auf rechten Punkt 15 legen.
- **Kurzgriff:** Erst die Zeigefinger, dann die kleinen Finger halten

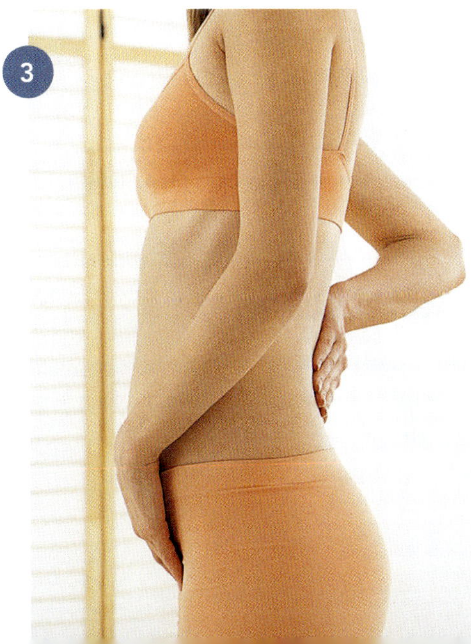

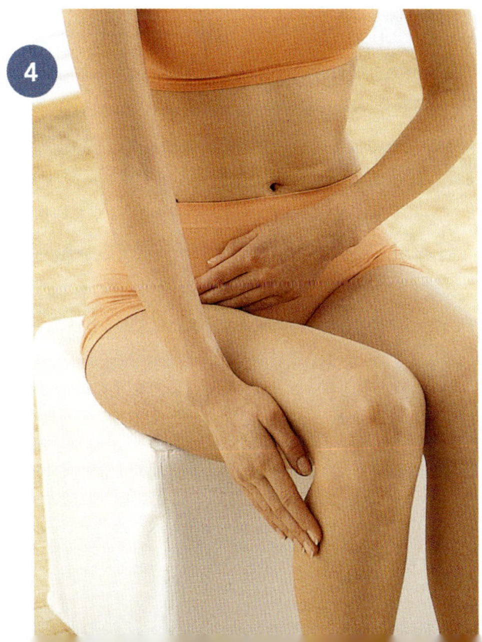

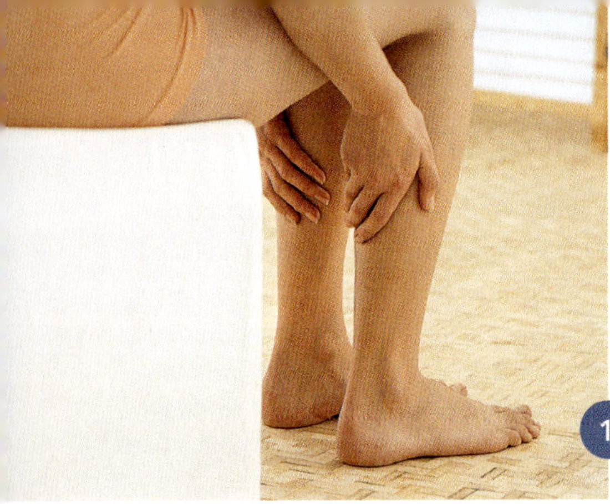

1

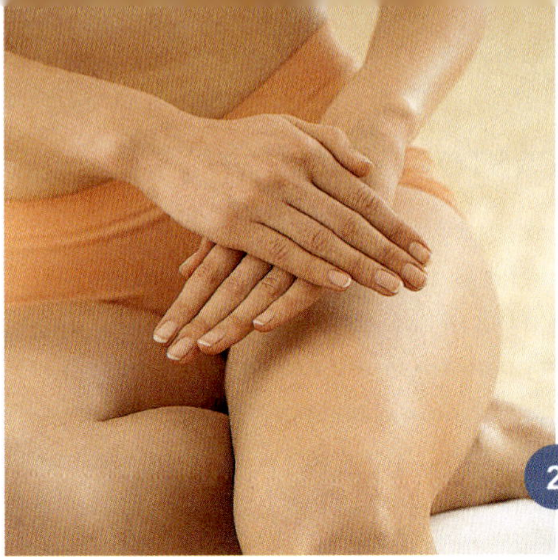

2

WUNDEN

Neben allen medizinischen Maßnahmen kann man die Regeneration der Haut durch Jin Shin Jyutsu unterstützen.

SCHLECHT HEILENDE WUNDEN

Wenn Wunden nicht heilen wollen, muss man an Grunderkrankungen denken, die den Heilprozess verhindern, etwa Diabetes oder Durchblutungsstörungen. Hier ist ärztliche Versorgung nötig. Strömen Sie zusätzlich die Waden, was sich auch bei Schürf-, Platz- und Brandwunden, bei wunder Haut sowie bei allen anderen Hautproblemen bewährt hat.

- Beide Waden halten (1)
- **Strömanleitung:** Die rechte Hand vollständig auf die rechte Wade legen. Gleichzeitig die linke Hand vollständig auf die linke Wade legen. Dann wechseln: Die rechte Hand vollständig auf die linke Wade legen. Gleichzeitig die linke Hand vollständig auf die rechte Wade legen.
- **Kurzgriff:** Daumen halten

EITERNDE WUNDEN

Selbst nach Bagatellverletzungen, etwa kleinen Schnitt- oder Schürfwunden, kann es zu einer eitrigen Infektion kommen. Eiter ist auch Begleiterscheinung eines Abszesses oder Furunkels. Das Überkreuzhalten der Hände über der Wunde unterstützt das Herausziehen des Eiters und damit die Wundheilung.

- Hände über Kreuz über die Wunde halten (2)
- **Strömanleitung:** Die gesamte linke Hand etwa zwei Zentimeter über die Wunde halten. Gleichzeitig die rechte Hand über Kreuz direkt auf die linke Hand legen.
- **Kurzgriff:** Daumen halten

ZAHNBESCHWERDEN

Der Besuch beim Zahnarzt ist natürlich unumgänglich, Unterstützung durch Jin Shin Jyutsu jedoch immer hilfreich.

ZÄHNEKNIRSCHEN

Nächtliches Knirschen mit den Zähnen tritt häufig bei Stress sowie bei unausgelebten Aggressionen auf. Fragen Sie sich, wo Sie bei Tage gerne einmal »zubeißen« möchten, und strömen Sie sich vor dem Einschlafen regelmäßig die folgende Griffkombination:

- Punkte 21 und 22 gleichseitig halten (3)
- **Strömanleitung:** Die Fingerspitzen der rechten Hand auf linken Energiepunkt 21 legen. Gleichzeitig die Finger der linken Hand auf linken Punkt 22 legen. Dann wechseln: Finger der linken Hand auf rechten Punkt 21, Finger der rechten Hand auf rechten Punkt 22 legen.
- **Kurzgriff:** Erst die Daumen, dann die Mittelfinger halten

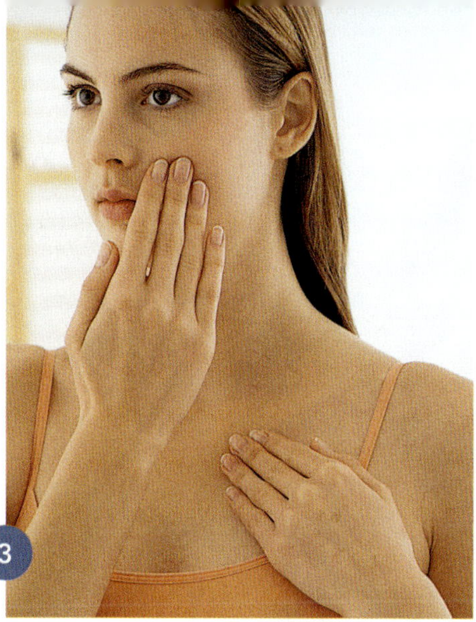
3

ZAHNSCHMERZEN

Häufige Auslöser von Zahnschmerzen sind neben unbehandeltem Kariesbefall der Zähne Entzündungen an den Zahnwurzeln und Kieferknochen. Diese Griffkombination hilft auch, wenn Wunden von gezogenen Zähnen schmerzen.

- Energiepunkt 22 und betreffende Zahnstelle gleichseitig halten (4)
- **Strömanleitung:** Bei Zahnproblemen auf der rechten Körperseite: Die Fingerspitzen der rechten Hand auf die schmerzende Stelle legen. Gleichzeitig die Finger der linken Hand auf rechten Energiepunkt 22 legen. Bei Zahnproblemen auf der linken Körperseite: Die Fingerspitzen der linken Hand auf die schmerzende Stelle legen. Gleichzeitig die Finger der rechten Hand auf linken Punkt 22 legen.
- **Kurzgriff:** Daumen halten

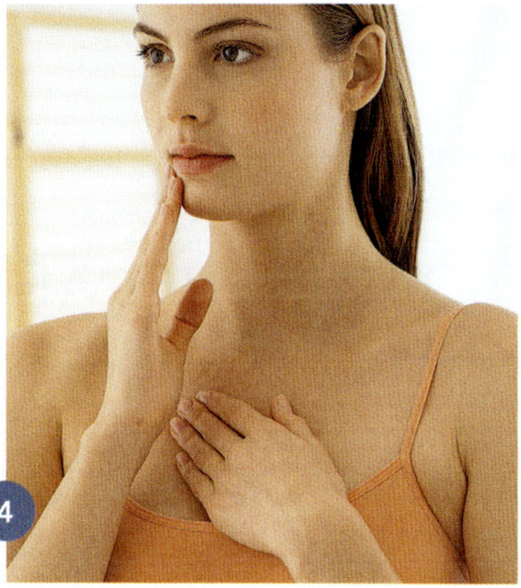
4

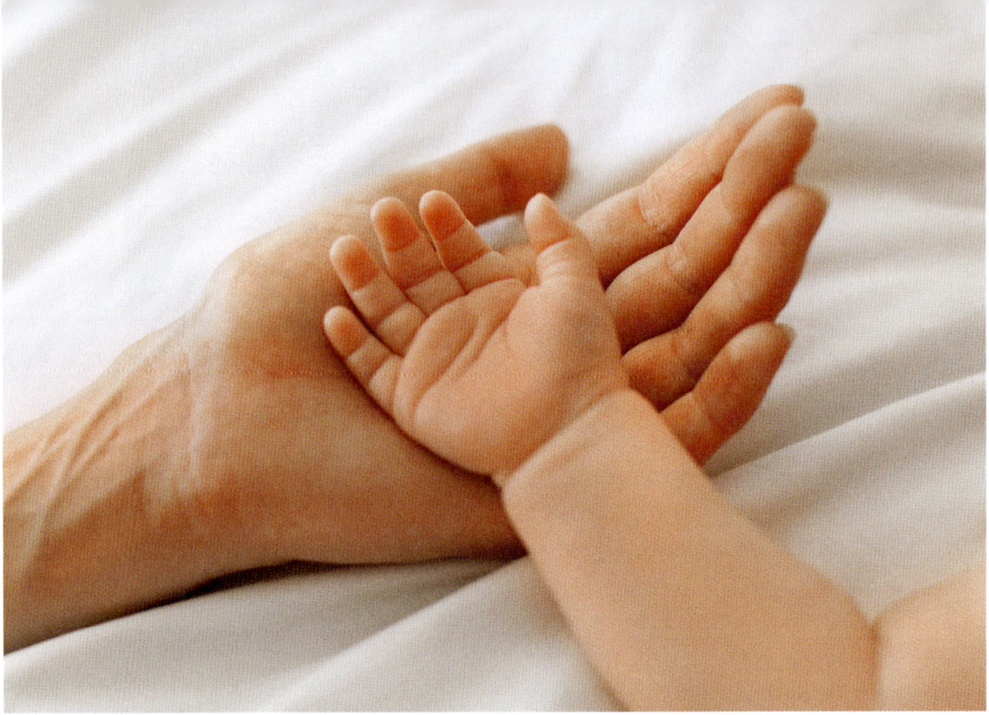

DAS STRÖMEN VON KINDERN

Für Eltern kranker Kinder ist Jin Shin Jyutsu ein wahres Geschenk. Es ermöglicht ihnen, nicht untätig an der Bettkante zu sitzen, sondern die Beschwerden aktiv durch das Strömen entsprechender Energiepunkte zu lindern. Dabei schenken sie ihren Kindern auch Zeit, Zuneigung und Trost und stärken die Eltern-Kind-Bindung. Die sanften Berührungen werden gerade von kranken Kindern gut angenommen und zeigen oft schnelle Erfolge. Jin Shin Jyutsu lässt sich zusätzlich zu jeder ärztlichen Maßnahme anwenden und hat keine Nebenwirkungen.

LINDERUNG LEICHT GEMACHT

Lassen Sie den kleinen Patienten entscheiden, ob er sich lieber im Sitzen oder Liegen strömen lassen möchte. Auch derjenige, der strömt, sollte sich eine bequeme Position suchen, bei der er gut die Energiepunkte erreicht und sich nicht verspannt. Legen Sie dann die Hände sanft auf die angegebenen Energiepunkte und strömen Sie jede Griffkombination für einen Zeitraum von etwa fünf bis zehn Minuten.

Strömen Sie ruhig mehrmals täglich, sodass Sie insgesamt auf etwa eine halbe Stunde kommen. Die Mittellinie (**siehe Seite 70**) bringt Ordnung und Harmonie und ist deshalb auch für kranke Kinder empfehlenswert.

Sie können Kinder auch strömen, während sie schlafen, lesen oder fernsehen.

Sich selbst und andere strömen kann jeder – ganz ohne Vorkenntnisse. So dürfen also gerne auch einmal die Geschwister oder Großeltern den kleinen Patienten be-hand-eln. Währenddessen gewinnen die Eltern etwas Zeit, vielleicht um Alltägliches zu erledigen, Kraft zu tanken oder um einfach einmal richtig durchzuatmen.

Strömen empfiehlt sich nicht nur bei Kinderkrankheiten. In unserer anstrengenden Zeit, in der auch von den Kleinsten schon viel erwartet wird, leiden bereits zahlreiche Kinder unter Stresssymptomen wie zum Beispiel Kopfschmerzen, Unruhe, Schlaf- und Aufmerksamkeitsstörungen. Regen Sie Ihr Kind deshalb auch dazu an, sich selbst zu strömen. So lernt es auf Dauer seinen Körper besser kennen und seine Gesundheit selbst in die Hand zu nehmen. Und es gewinnt nicht zuletzt Vertrauen in seine eigene Kraft.

ABWEHRKRÄFTE STÄRKEN

Das Strömen der Energiepunkte 3 aktiviert körpereigene Antibiotika, es senkt Fieber und stärkt die Immunabwehr. Deshalb ist das Halten dieser Energiepunkte für bakterielle Infekte wie für Virusinfektionen gleichermaßen zu empfehlen, vor allem bei Kinderkrankheiten, die oft mit Fieber einhergehen.

Die Energiepunkte 3 befinden sich an den oberen Ecken der Schulterblätter (**siehe auch Seite 46**). Besonders effektiv ist es, wenn Sie mit dem Strömen bereits bei den ersten Anzeichen von Unwohlsein beginnen. Sie können auf jeden Fall davon ausgehen, dass dadurch der Krankheitsverlauf immer positiv beeinflusst wird. Und so manches Mal lässt sich der Ausbruch einer Krankheit sogar ganz verhindern.

KINDERBESCHWERDEN VON A–Z

Auf diesen beiden Seiten finden Sie Strömtipps für die häufigsten Kinderbeschwerden. Natürlich können Sie auch alle anderen Strömgriffe, die in diesem Buch vorgestellt werden, jederzeit bei Kindern anwenden.

Werden zwei verschiedene Punkte gleichzeitig gehalten, strömen Sie immer auch die gegenüberliegenden Energiepunkte auf der anderen Körperseite.

AGGRESSIONEN

Beide Mittelfinger halten.

ALLERGIEN

Gegenüberliegende Energiepunkte hohe 19 gleichzeitig halten.
Kurzgriff: Daumen halten

ÄNGSTE

Energiepunkte 5 gleichzeitig halten.
Kurzgriff: Zeigefinger halten

ASTHMA

Energiepunkte 26 gleichzeitig halten.
Kurzgriff: Ringfinger halten

BABYS START INS LEBEN

Energiepunkte 4 gleichzeitig halten.
Kurzgriff: Ringfinger halten

BAUCHSCHMERZEN

Gegenüberliegende Energiepunkte 14 und 1 gleichzeitig halten.
Kurzgriff: Ringfinger halten

BETTNÄSSEN

Energiepunkte 12 und 25 jeweils auf der gleichen Körperseite gleichzeitig halten.
Kurzgriff: Zeigefinger halten

(KNOCHEN)BRÜCHE

Hände nebeneinander auf den Bruch legen.

EINSCHLAFSTÖRUNGEN

Energiepunkte 18 gleichzeitig halten.
Kurzgriff: Daumen halten

ESSSTÖRUNGEN

Energiepunkte 13 und 1 jeweils auf der gleichen Körperseite gleichzeitig halten.
Kurzgriff: Mittelfinger halten

FIEBER UND ERKÄLTUNG

Punkt 3 halten und alle Finger auf derselben Körperseite nacheinander strömen.

GEHIRNERSCHÜTTERUNG

Gegenüberliegende Energiepunkte 12 und 21 gleichzeitig halten.
Kurzgriff: Zeigefinger halten

HAUTPROBLEME, KINDERKRANKHEITEN UND SONNENBRAND

Linke Hand auf die rechte Wade, rechte Hand auf die linke Wade legen.

HUSTEN, KEUCHHUSTEN

Energiepunkte 22 und 14 jeweils auf der gleichen Körperseite gleichzeitig halten.
Kurzgriff: Ringfinger halten

HYPERAKTIVITÄT UND AUFMERKSAMKEITSSTÖRUNGEN

Gegenüberliegende Energiepunkte 23 und 25 gleichzeitig halten.
Kurzgriff: Daumen halten

IMPFEN

Rechten Punkt 5 und Steißbein, dann linken Punkt 5 und Steißbein halten.

KINDERKRANKHEITEN

Energiepunkte 3 gleichzeitig halten.
Kurzgriff: Mittelfinger halten

LERNSCHWIERIGKEITEN, ENTWICKLUNGSVERZÖGERUNG

Energiepunkte 4 gleichzeitig halten.
Kurzgriff: Daumen halten

MAGEN-DARM-INFEKTIONEN UND ÜBELKEIT – AUCH REISEÜBELKEIT

Energiepunkte 1 gleichzeitig halten.
Kurzgriff: Daumen halten

NASENBLUTEN

Energiepunkte 4 gleichzeitig halten.
Kurzgriff: Ringfinger halten

NEURODERMITIS

Energiepunkte 14 und 22 auf der gleichen Körperseite gleichzeitig halten.
Kurzgriff: Ringfinger halten

SCHLAFPROBLEME

Energiepunkte 1 gleichzeitig halten.
Kurzgriff: Daumen halten

SCHNUPFEN, NEBENHÖHLEN

Energiepunkte 21 gleichzeitig halten.
Kurzgriff: Daumen halten

SCHULKOPFSCHMERZ

Energiepunkt 16 und den Mittelfinger der gleichen Seite gleichzeitig halten.
Kurzgriff: Daumen halten

ZECKENBISS, BORRELIOSE

Energiepunkte 23 gleichzeitig halten.
Kurzgriff: kleinen Finger halten

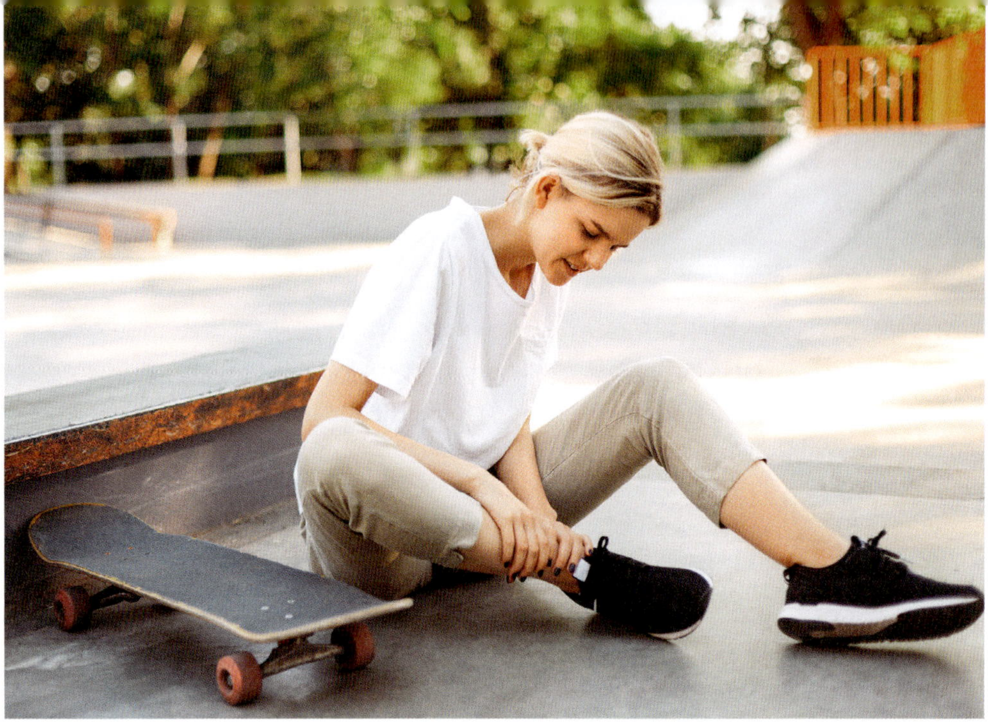

STRÖMEN IN NOTFÄLLEN

Auf den folgenden Seiten finden Sie die wichtigsten Griffkombinationen für Notfälle. Ganz wichtig: Bevor Sie zu strömen beginnen, beachten Sie alle Erste-Hilfe-Maßnahmen und verständigen Sie, wenn nötig, auch den Notarzt. Ist noch jemand anwesend, der sich darum kümmert, den Notarzt zu rufen, können Sie die ganze Aufmerksamkeit darauf richten, zu strömen. Die Griffkombinationen sind bewusst so abgebildet, dass Sie sie gegebenenfalls ohne fremde Unterstützung in einer Notfallsituation selbst strömen können. Legen Sie die Finger locker auf die angegebenen Energiepunkte. Im besten Fall strömen jedoch gleich mehrere Helfer. Da bei allen Notfällen Schockgefahr besteht, sollten Sie zusätzlich auch noch den Energiepunkt 7, an der Unterseite der großen Zehen, strömen.

ATEMNOT

Aus Angst zu ersticken, reagiert der Körper mit beschleunigtem Atmen. Vor dem Strömen beengende Kleidung öffnen, für frische Luft sorgen und auf eine möglichst aufrechte Haltung achten. Halten Sie den Patienten an, ruhig durch die Nase ein- und durch den Mund auszuatmen. Wenn Sie beim Strömen mitatmen, fällt es ihm leichter, in diesen Rhythmus zu kommen.

- Energiepunkte 26 halten (1)
- **Strömanleitung:** Die Fingerspitzen der rechten Hand auf den linken Energiepunkt 26 legen, gleichzeitig die Fingerspitzen der linken Hand auf den rechten Energiepunkt 26 legen.

BLUTUNGEN OFFENER WUNDEN

Wenn das Blut schwallartig oder spritzend aus der Wunde kommt, ist das lebensgefährlich. Hier muss die Blutung durch starken Druck gestillt werden. Tropft oder fließt das Blut aus einer Wunde, kann man die Blutung durch Strömen stoppen.

- Hände über Kreuz über die Wunde halten (2)
- **Strömanleitung:** Bei schmutzigen Wunden: Zuerst die linke Hand einige Zentimeter über die Wunde halten und die rechte über Kreuz auf die linke Hand legen. Danach die Hände wechseln.
- Bei sauberen Wunden: Die rechte Hand einige Zentimeter über die Wunde halten die linke Hand über Kreuz auf die rechte Hand legen.

HERZANFALL, ENGE IN DER BRUST

Bei der Durchblutungsstörung des Herzmuskels zählt jede Minute - es besteht Lebensgefahr. Fahren Sie den Patienten nie selbst ins Krankenhaus, wählen Sie sofort die 112. Vermeiden Sie Bewegung, lockern bei Atemnot die Kleidung, lagern den Oberkörper erhöht und strömen Sie, bis der Notarzt eintrifft.

- Handgelenke umschließen (3)
- **Strömanleitung:** Beide Handgelenke mit den Fingern der jeweils anderen Hand umschließen oder einzeln strömen.

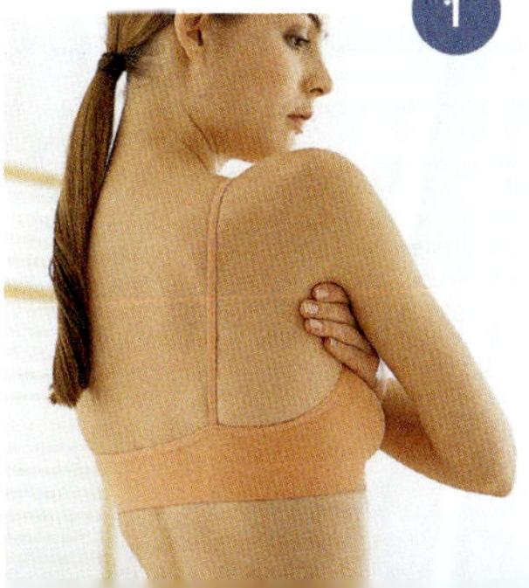

1

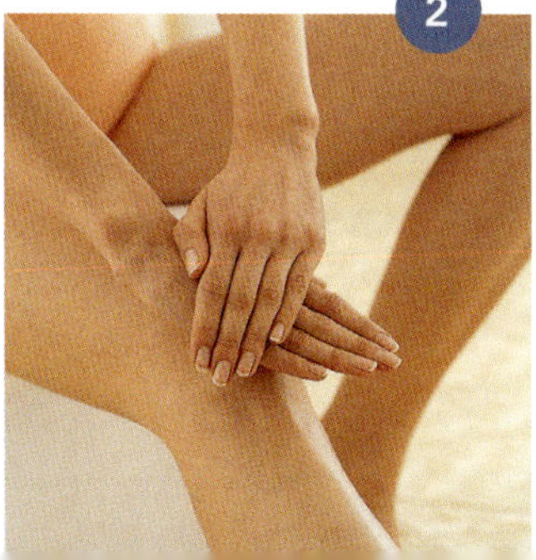

2

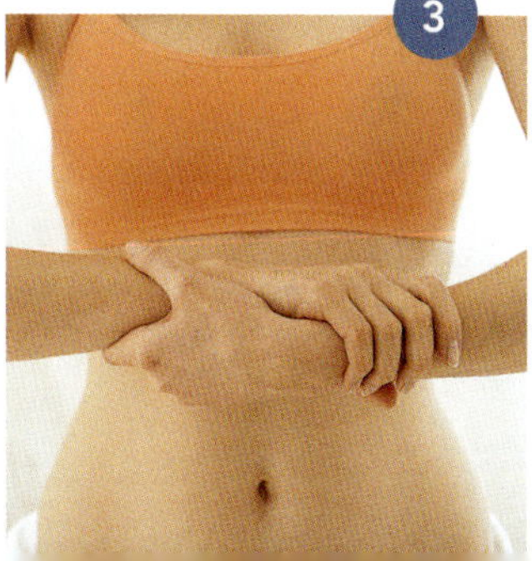

3

KRÄMPFE

Diese Griffkombination hilft, alle Arten von Verkrampfungen zu harmonisieren, zum Beispiel Bauchkrämpfe (etwa während der Menstruation oder bei einer Darminfektion), Magenkrämpfe, Muskelkrämpfe (etwa nach sportlicher Anstrengung). Auch bei Wundstarrkrampf ist das Strömen, neben ärztlicher Behandlung, hilfreich.

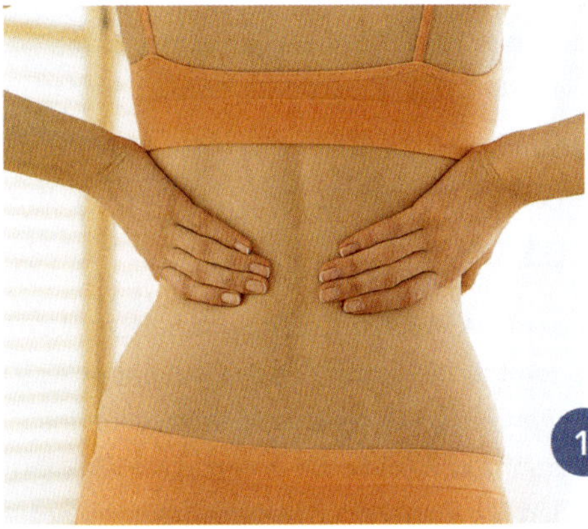

1

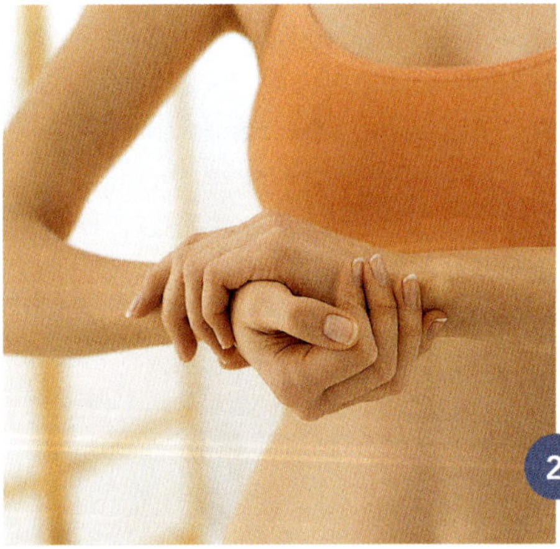

2

Bei Fieberkrämpfen und epileptischen Anfällen ist Energiepunkt 7 unter dem großen Zeh **(siehe Seite 50)** die erste Wahl.

- Energiepunkte 23 nahe der Wirbelsäule halten (1)
- **Strömanleitung:** Die Fingerspitzen der rechten Hand auf den rechten Energiepunkt 23 nahe der Wirbelsäule legen. Gleichzeitig die Fingerspitzen der linken Hand auf den linken Punkt 23 nahe der Wirbelsäule legen.

KREISLAUFKOLLAPS

So bezeichnet man das vorübergehende Versagen der Kreislaufregulation. Der Grund dafür können eine Allergie, hohe Temperaturen, zu starke Anstrengung oder auch Aufregung sein. Typisch für den Abfall des Blutdrucks sind Schweißausbrüche, Schwindel, Benommenheit, Kopfschmerzen, Übelkeit. Oft wird es einem auch schwarz vor den Augen. In solch einem Fall hinlegen und dabei die Beine hochlagern.

- Energiepunkte 17 halten (2)
- **Strömanleitung:** Die Fingerspitzen der rechten Hand auf den linken Energiepunkt 17 legen, gleichzeitig die Fingerspitzen der linken Hand auf den rechten Energiepunkt 17 legen. Sie können auch erst den einen und dann den anderen Punkt 17 strömen.

VERBRENNUNGEN

Je nach Schweregrad einer Verbrennung entstehen mehr oder weniger tiefe Gewebeschäden der Haut. Leichte Verbrennungen sofort mit kaltem Wasser kühlen. Bei schweren Verbrennungen kann sogar ein lebensbedrohlicher Schock auftreten. Es ist also immer erforderlich, umgehend den Notarzt zu benachrichtigen. Weil die Gefahr einer Infektion besteht, sollten Sie die Brandwunde niemals mit bloßen Fingern berühren und keinesfalls Salben oder Hausmittel anwenden. Klebt Kleidung an der Haut, diese auf keinen Fall herunterziehen.

- Hände über Kreuz über die Stelle mit der Verbrennung halten (3)
- **Strömanleitung:** Die linke Hand mit einigen Zentimetern Abstand über die Brandwunde halten. Die rechte Hand gleichzeitig über Kreuz auf die linke Hand legen.

VERSCHLUCKEN

Gelangen Fremdkörper oder Lebensmittel in die Luftröhre, blockieren sie die Atemwege. Dabei kann es zu starker Atemnot kommen. Bevor Sie zu strömen beginnen, rufen Sie gegebenenfalls den Notarzt, dann beugen Sie den Betroffenen nach vorn und bringen ihn durch kräftiges Klopfen zwischen den Schulterblättern zum Husten, damit das Verschluckte herauskommt. Kleine Kinder mit Kopf und Bauch nach unten über die Knie legen, mit einem Arm festhalten und mit der flachen Hand fest zwischen die Schultern klopfen.

- Die Energiepunkte hohe 1 über Kreuz halten (4)
- **Strömanleitung:** Die Fingerspitzen der rechten Hand auf den linken Energiepunkt hohe 1 (eine Handbreit über Punkt 1) legen. Gleichzeitig die Fingerspitzen der linken Hand auf den rechten Energiepunkt hohe 1 legen.

3

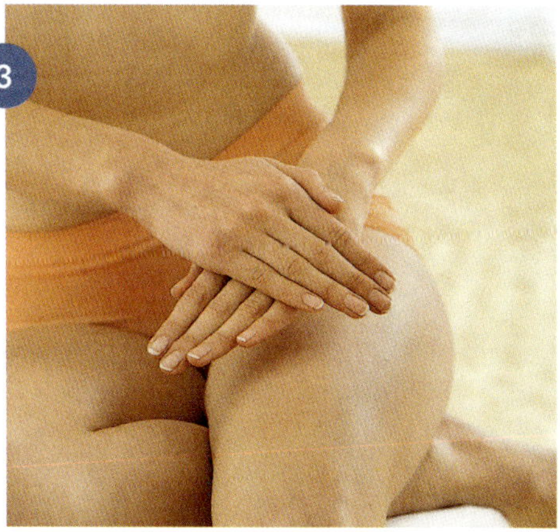

4

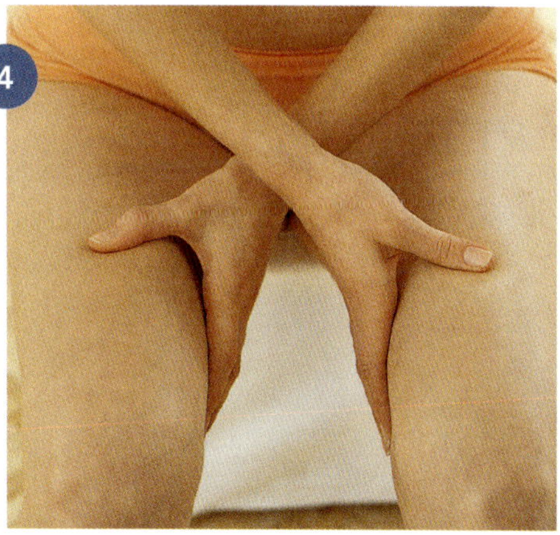

BÜCHER ZUM WEITERLESEN

Bücher aus anderen Verlagen

Beerlandt, Christiane
Der Schlüssel zur Selbstbefreiung. Verlag bvba

Burmeister, Alice; Monte, Tom
Heilende Berührung
Knaur MensSana

Burmeister, Mary
Einführung in Jin Shin Jyutsu IST. Erstes Buch
Raphael Verlag

Burmeister, Mary
Einführung in Jin Shin Jyutsu IST. Zweites Buch
Raphael Verlag

Burmeister, Mary
Einführung in Jin Shin Jyutsu IST. Drittes Buch
Raphael Verlag

Burmeister, Mary
Spaß mit glücklichen Händen
Raphael Verlag

Christiansen, Andrea
Heilen mit Mudras
Irisiana Verlag

Dahlke, Rüdiger
Krankheit als Symbol
Bertelsmann Verlag

Dahlke, Rüdiger
Krankheit als Sprache der Seele.Goldmann Verlag

Hay, Louise L.
Heile deinen Körper: Seelisch-geistige Gründe für körperliche Krankheit
Lüchow Verlag

Hay, Louise L; Renner, Viktoria; Hörner, Karl F.
Gesundheit für Körper und Seele. Allegria Verlag

Kührt, Christiane; Wille, Nicola
Jin-Shin-Jyutsu Coach.
TRIAS Verlag

Kührt, Christiane; Wille, Nicola
Jin-Shin-Jyutsu ganz weiblich.
TRIAS Verlag

Pflueger, Lynne; Wenninger, Michael
What Mary says …
Raphael Verlag

Bücher aus dem GRÄFE UND UNZER VERLAG

Betz, Robert
Werde, der du sein willst

Dahlke, Ruediger; Fasel, Rita
Die Spuren der Seele

Daiker, Illona
Gelassen wie ein Buddha

Egorov, Dr. med. Egor
10 Atemzüge und nie wieder müde

Hemm, Dagmar; Noll, Andreas
Organbalance

Lauer, Natalie; Wu, Li
Praxisbuch Energiemedizin

Limmer, Stefan
40 schamanische Weisheiten für herausfordernde Zeiten

Sator, Günther
Feng Shui

Wagner, Franz
Akupressur

Wagner, Franz
Reflexzonenmassage

ADRESSEN, DIE WEITERHELFEN

www.christiane-kührt.de
Website der Autorin dieses Buches mit Wissenswertem zu Jin Shin Jyutsu und anderen Projekten.

Jin Shin Jyutsu Büro Europa
Quirinstraße 30
53129 Bonn
www.jinshinjyutsu.de
Hier bekommen Sie neben weiterführender Literatur alle Informationen über Jin Shin Jyutsu-Aktivitäten in Europa, Selbsthilfekurse, Aus- und Weiterbildung von Therapeuten. Über diese Adresse können Sie auch Jin Shin Jyutsu-Therapeuten in Ihrer Nähe finden.

Jin Shin Jyutsu, Inc.
16250 N 63rd Street
Scottsdale, AZ 85258, USA
www.jsjinc.net
In Scottsdale ist das Jin Shin Jyutsu-Zentrum. Hier gibt es Informationen über alle amerikanischen und weltweiten Jin Shin Jyutsu-Aktivitäten.

www.jinshinjyutsu-tegernsee.de
Website der Autorin dieses Buches, Nicola Wille, vormals Kessler, mit Wissenswertem zum Thema Jin Shin Jyutsu sowie Seminarangeboten.

www.stroem-forum.de
Jin Shin Jyutsu zum Anklicken für Interessierte und Anwender. Ein Forum, um Erfahrungen auszutauschen, Fragen zu Jin Shin Jyutsu zu stellen, Ström-, Veranstaltungs- und Buchtipps zu bekommen. Hier finden Sie unter anderem zahlreiche Erfahrungsberichte.

www.youtube.com
Auf YouTube findet man unter dem Suchbegriff Jin Shin Jyutsu zahlreiche Videos, die zum Beispiel praktische Strömtipps geben und professionelle Strömbehandlungen zeigen. So auch verschiedene Strömvideos von Nicola Wille, allerdings noch unter ihrem alten Namen Nicola Kessler.

Österreich

Jin Shin Jyutsu Österreich
Pflegerstraße 13
A-5110 Oberndorf
www.jsj.at
Sie erfahren viel Wissenswertes und finden Adressen von Jin Shin Jyutsu-Therapeuten in Österreich. Außerdem werden Sie über Aktivitäten in den einzelnen Bundesländern informiert und erhalten Literaturempfehlungen sowie allgemeine Informationen. Sie können dort auch Erfahrungsberichte nachlesen.

Schweiz

www.jinshinjyutsu.ch
Auf dieser Plattform findet man Adressen von Jin Shin Jyutsu-Praktikern in der Schweiz, außerdem aktuelle Termine für Selbsthilfekurse sowie regelmäßige Newsletter.

SACHREGISTER

A

Aggressionen 116
Akupressur 31
Akupunktur 10, 17
Allergien 18, 37, 50, 76, 116
Angst, Ängste 17, 22, 35 f., 116
Appetit, zu viel oder zu wenig 56
Arme, Probleme 62
Arthritis 59, 66
Arthrose 18
ärztliche Behandlung 25
Asthma 50, 52, 57, 116
Atemnot 119
Atmen, bewusstes 33
Atmung(sorgane), Probleme 37, 44 ff., 50, 52 f., 65
Aufmerksamkeitsstörungen 117
Augenbeschwerden 47, 57, 63, 76

B

Baby, Start ins Leben 117
Ballenbeschwerden 77
Bandscheibenvorfälle 49
Bauchprobleme 44, 57 f., 116
Bauchspeicheldrüsenprobleme 48, 54, 57
Beckenprobleme 45 f., 51
Beine, schwere 77
Bettnässen 116
Bewegungsapparat und Jin Shin Jyutsu 25
Blähungen 57, 60, 78
Blasenbeschwerden 36, 78
Blasen-Nieren-Energie 36
Blockaden 8, 10, 13, 17, 19, 21, 24, 32 f.
Blut, Probleme 54, 66
Blutdruckprobleme 36, 38, 45, 52 f., 66, 68
Blutungen offener Wunden 119
Borreliose 117
Bronchitis 80
Brust, Enge in der 119
Brustkrebs 14
Brustraum, Beschwerden 47 ff., 53, 60 ff.
Burmeister, Mary 10 f., 22, 33
Burnout 58, 68

C/D

Cholesterin 66, 68
chronische Beschwerden 32
Diabetes 66
Daumen 36
Drüsenprobleme 66
Durchblutungsstörungen der Beine 80
Durchfall 81

E

Einschlafstörungen 116
Einstellungen, fünf 35
Ellbogenbeschwerden 81
Energie 5, 8, 16 f., 24 f.
Energiefluss 8 f., 13, 19, 31 ff.
Energiepunkte 10, 17, 21 f., 40 ff., 42
Energietore 19
Entgiftung 55, 64, 68
epileptische Anfälle 50, 61
Erbrechen 82
Erfahrungen 18
Erkältung 46, 82, 116
Erschöpfung 58, 67, 83
Erste Hilfe 21, 30, 43
Erstverschlimmerung 26
Essstörungen 83, 116

F

Fieber 37, 46, 84, 116
Fieberkrämpfe 18
Finger, Probleme 69
Finger strömen 20 f., 30 f., 34 ff.
Fortpflanzungsprobleme 51, 56, 59 f.
Fußbeschwerden 36, 58, 60 f.

G

Gallenprobleme 37, 57, 59, 85
Geburt 51
Gefäßprobleme 58
Gefühle, negative 17
Gehirnerschütterung 86, 116
Gelenkbeschwerden 49, 87
Gesichtslähmung 64
Gesundheitsvorsorge 24 f.
Gewichtsprobleme 36, 57, 64, 89
Gicht 58, 66
Gleichgewichtsstörungen 38, 49, 63, 67
Grippe 46
gynäkologische Beschwerden 56

H

Halsbeschwerden 37, 46 f., 55, 89
Hämorrhoiden 51, 90
Hände
– Heilkraft 12 ff., 19
– Probleme 38, 62
Handmitte 38
Harnwegsprobleme 62
Hauptzentralstrom 70
Hautprobleme 51, 90, 117
Heilkunst (vs. Heilmethode) 11, 21

Heilströmen 19
Herpes 91
Herzanfall 119
Herzbeschwerden 38, 47, 53, 58, 60, 63, 91
Herz-Dünndarm-Energie 38
Herztransplantationspatienten 15
Heuschnupfen 50, 52
Hexenschuss 54 f.
Hitzewallungen 93
hormonelle Veränderungen 54
Hormonprobleme 56, 65
Hörprobleme 36, 48
Hüftbeschwerden 37, 45, 52, 54, 93
Husten 65, 94, 117
Hyperaktivität 67, 117

I

Immunsystem 46
– geschwächtes 56, 68, 94
Impfen 117
Infrarotaufnahmen 14
Intuition 13
Ischialgie 54 f.

J

Jin Shin Jyutsu
– und medizinische Maßnahmen 41
– und Naturheilkunde 41
– Therapeuten 27, 32
– wörtliche Bedeutung 11

K

Karpaltunnelsyndrom 69
Kiefergelenkprobleme 55
Kinderkrankheiten 116
Kinder strömen 114 ff.
kleiner Finger 38
Kniebeschwerden 53, 58, 95
Knochenprobleme 36, 38, 45, 58 f., 117
Kopfschmerzen 36, 44, 47 f., 50, 59, 61, 63, 96, 117
Körper, Geist, Seele als Einheit 13, 21 f.
Krampfadern 98
Krämpfe 120
Krankheit als Ausdruck von Disharmonie 17
Krankheiten, schwere 27
Krebs 15
Kreislaufkollaps 120
Kreislaufprobleme 60, 66, 68
Kummer 17, 22, 35, 37
Kurzgriff 42 f.

L

Leber-Gallen-Energie 37
Leberprobleme 37, 57, 59
Legasthenie 53, 59, 63
Lernschwierigkeiten 117
Lungenprobleme 52, 62
Lungen-Dickdarm-Energie 37
Lymphsystem 46

M

Magenbeschwerden 36, 57, 62, 64, 98
Magen-Darm-Probleme 44, 50, 117
Magen-Milz-Energie 36
Menstruationsbeschwerden 100
Migräne 37, 47, 100
Milzprobleme 48, 57
Mittelfinger 37
Murai, Jiro 8 ff., 17, 19, 42
Muskelverspannungen 59

N

Nabel-Zwerchfell-Energie 38
Nackenbeschwerden 46 f., 54 ff., 101
Nasenbluten 117
Nebenhöhlenbeschwerden 47, 52, 64, 102, 117
Nervenprobleme 38, 60
Nervenschmerzen im Gesicht 102
Neuralgien 63
Neurodermitis 55, 117
Niedergeschlagenheit 103
Nierenbeschwerden 36, 66, 103
Notfälle 118 ff.

O

Ödeme 66
Öffnungsgriff 33, 42 f.
Oft gefragt 26
Ohnmacht 60
Ohrenbeschwerden 38, 63, 104
Operationen 58
Organ-Energie 34
organische Ebene und Jin Shin Jyutsu 25
Osteoporose 49

P

Panikattacken 65
Parodontose 105
Physio-Philosophie 11, 21
prämenstruelles Syndrom 106
Projekt, gesund sein als 75
Prostatabeschwerden 51
psychische Ebene und Jin Shin Jyutsu 25
Pubertät 54

R
Reiki 10
rheumatische Beschwerden 66, 106
Ringfinger 37
Rückenbeschwerden 37, 45, 50, 52, 58, 61 f., 107

S
Schilddrüsenprobleme 38, 56, 65
Schlafstörungen 47, 50, 57, 60 f., 108, 117
Schlaganfall 65
Schleimbeutelentzündung 69
Schleudertrauma 54 f.
Schluckauf 44
Schmerzen 48, 59
Schnarchen 109
Schnupfen 64, 107, 117
Schock 47, 52
Schulkopfschmerz 117
Schulmedizin 8, 13
Schulterprobleme 36, 48, 54 ff.
Schwangerschaft 54
Schwindel 49, 52, 64, 110
Sehnenprobleme 59, 69
Selbstbewusstsein 44
Selbsterkenntnis 21 f.
Selbstheilungskräfte 8
Selbstmordgedanken 47
sexuelle Probleme 56
Sicherheitsenergieschlösser 19
Sodbrennen 36, 57
Sonderpunkte 42
Sorge 17, 22, 35 f.
Stimme, Probleme 53
Stoffwechselstörungen 68
Stress 17, 22, 33, 36, 60, 69
Strömen 5, 19
– Dauer 31, 75
– Reaktionen 26, 31 f.
Süchte 56, 66

T/U
Tennisarm 69
Trauer 17, 37
Trigeminusschmerzen 63 f.
Übelkeit 110, 117
Unfalltrauma 47

V
Verbrennungen 120
Verdauungsprobleme 36 ff., 44 f., 48, 50 f., 58 ff., 64
Verschlucken 120
Verstellung 17, 22, 35, 38
Verstopfung 111
Verzweiflung, absolute 38

W
Wadenkrämpfe 51, 111
Wechseljahre 54
Wetterfühligkeit 65
Wirbelsäulenprobleme 36 ff., 49, 54
Wissenschaft 14 f.
Wunden 112
Wut 17, 22, 35, 37

Z
Zahnbeschwerden 36, 64, 113
Zeckenbiss 117
Zeigefinger 36
Zwerchfellprobleme 38

Wichtiger Hinweis

Die Gedanken, Methoden und Anregungen in diesem Buch stellen die Meinung bzw. Erfahrung der Verfasser dar. Sie wurden von den Autorinnen nach bestem Wissen erstellt und mit größtmöglicher Sorgfalt geprüft. Sie bieten jedoch keinen Ersatz für persönlichen kompetenten medizinischen Rat. Jede Leserin, jeder Leser ist für das eigene Tun und Lassen auch weiterhin selbst verantwortlich. Weder Autorinnen noch Verlag können für eventuelle Nachteile oder Schäden, die aus den im Buch gegebenen praktischen Hinweisen resultieren, eine Haftung übernehmen.

IMPRESSUM

Aktualisierte Neuausgabe von Jin Shin Jyutsu, Gräfe und Unzer Verlag 2012,
ISBN 978-3-8338-2304-6

GU ist eine eingetragene Marke der GRÄFE UND UNZER VERLAG GmbH, www.gu.de

ISBN 978-3-8338-6952-5
6. Auflage 2025

Projektleitung: Simone Kohl
Lektorat: L42 AG, Berlin
Bildredaktion: Angela Kotow, L42 AG, Berlin
Layout & Umschlaggestaltung: independent Medien-Design GmbH, Horst Moser, München

Herstellung: Petra Roth
Satz: L42 AG, Berlin
Reproduktion: Repro Ludwig, Zell am See
Druck und Bindung: Firmengruppe APPL, aprinta druck, Wemding

Umwelthinweis:
Nachhaltigkeit ist uns sehr wichtig. Der Rohstoff Papier ist in der Buchproduktion hierfür von entscheidender Bedeutung. Daher ist dieses Buch auf PEFC-zertifiziertem Papier gedruckt. PEFC garantiert, dass ökologische, soziale und ökonomische Aspekte in der Verarbeitungskette unabhängig überwacht werden und lückenlos nachvollziehbar sind.

Die GU-Homepage finden Sie unter www.gu.de

Bildnachweis:
Cover: Bernhard Haselbeck, www.bernhardhaselbeck.de

Fotoproduktion:
Nicolas Olonetzky
Autorenprotraits: Franziska Voigtmann, Atelier Blickwinkel und Julia Malcher

Illustrationen:
Claudia Lieb, S. 36, 37, 38, hintere Klappe innen

Weitere Fotos: Adobe Stock: S. 15, 16, 20, 23, 25, 33, 70,74 ; Fotolia: Umschlagrückseite links, Klappe vorne; Innenklappe vorne links ; Getty Images: S. 6, 8, 11,12, 24, 39, 72, 114, Innenklappe vorne rechts; shutterstock: S. 19, 43, 118; Stocksy: S. 28, 30, 34, 40;

QUALITÄTS GARANTIE

LIEBE LESERINNEN UND LESER,

wir wollen Ihnen mit diesem Buch Informationen und Anregungen geben, um Ihnen das Leben zu erleichtern oder Sie zu inspirieren, Neues auszuprobieren. Wir achten bei der Erstellung unserer Bücher auf Aktualität und stellen höchste Ansprüche an Inhalt und Gestaltung. Alle Anleitungen und Rezepte werden von unseren Autoren, jeweils Experten auf ihren Gebieten, gewissenhaft erstellt und von unseren Redakteur*innen mit größter Sorgfalt ausgewählt und geprüft.

Haben wir Ihre Erwartungen erfüllt? Sind Sie mit diesem Buch und seinen Inhalten zufrieden? Wir freuen uns auf Ihre Rückmeldung. Und wir freuen uns, wenn Sie diesen Titel weiterempfehlen, in Ihrem Freundeskreis oder bei Ihrem Online-Kauf.

Sollten wir Ihre Erwartungen so gar nicht erfüllt haben, tauschen wir Ihnen Ihr Buch jederzeit gegen ein gleichwertiges zum gleichen oder ähnlichen Thema um.

KONTAKT ZUM LESERSERVICE

GRÄFE UND UNZER VERLAG
Grillparzerstraße 8
81675 München
www.gu.de